KB058080

당신이 이제껏 참아온 그것

알레르기
입니다

당신이 이제껏 참아온 그것

알레르기 입니다

조상헌
김선신
장윤석
박흥우
강혜련
김세훈
양민석
이소희
이서영
지음

지식너머

　　알레르기란 말은 이제 우리에게 너무 친숙한 용어가 되었고 한 집 건너 알레르기 환자가 있을 정도로 발병률 또한 높습니다. 기관지 천식, 알레르기비염, 아토피피부염, 음식알레르기, 약물알레르기, 두드러기, 혈관부종, 곤충알레르기, 운동알레르기 그리고 드라마틱하게 전신 알레르기반응을 유발하며 생명을 위협하는 아나필락시스쇼크 등 실로 다양한 알레르기 질환들이 우리 주변을 둘러싸고 있습니다.

　　일상적이고 무해한 요소들이 일으키는 질환이기에 삶의 질을 떨어트리는 큰 요인이 되는 한편, 일반적으로 생각하는 것과는 달리 원인 규명이 어려운 경우도 많아 전문적인 진단과 치료가 필수적인 질환입니다. 간혹 돼지고기를 먹고 쇼크에 빠지던 한 환자의 경우 돼지고기 속에 포함되어 있던 극소량의 항생제가 원인물질이었습니다. 오늘 외래에서 만난 새우알레르기 환자는 새우젓으로 담근 김치가 고명으로 얹힌 냉면을 먹고 알레르기반응을 일으켜 응급실을 가야 했습니다. 이와 같이 알레르기가 생기면 우리가 상상하기 어려울 정도로 큰 면역반응인 '과민반응'이 생겨 생명까지 위협받을 수 있습니다.

　이런 이유로 영화나 드라마의 주요 소재가 되기도 하는데, 오래전 영화이긴 하지만 여전히 탁월한 스릴러로 평가받는 〈요람을 흔드는 손〉에서는 예상 밖의 범인이나 선혈이 낭자한 장면들이 아니라 주인공의 중증 천식이 극의 긴장감을 고조시키는 요소로 등장하고, 세계적으로 큰 호평을 받은 우리 영화 〈기생충〉에도 주인공들이 복숭아알레르기를 이용해 가정부를 내쫓는 장면이 나옵니다.

　과거 먹고 살기 어려웠던 시절에는 흔치 않았던 알레르기 질환이 왜 이렇게 늘어났을까요? 알레르기 질환은 유전적인 요소와 환경적인 요소가 함께 작용해서 발생합니다. 알레르기 질환을 가진 부모의 자식들은 알레르기 질환이 많이 생깁니다. 쉽게 얘기하면 부모의 체질을 닮는 것이고 여기에는 부모에게서 물려받은 유전자가 관여하지요. 그렇지만 최근 전 세계적으로 알레르기 질환이 증가하는 것은 환경적인 영향이 큽니다. 보건위생환경이 좋은 선진국으로 갈수록 알레르기 질환이 늘어나는 것은 영유아 시기에 감염 질환들을 겪으면서 생성되어야 할 알레르기 억제 면역시스템의 발달이 부족하기 때문입니다. 이를 의학계에서는 위생가설로 설명합니다. 또한 영유아 시기에 항생제 등의 사용으로 인체의 유익균들이 감소하고 면역 균형이 깨지기 때문이라는 설명도 있습니다.

　얼마 전 미국 랭카스터 카운티에 있는 아미시 마을에 다녀왔습니다. 종교적 압박을 피해 18세기경 유럽에서 미국으로 이주한 후 지금까지도 전기를 비롯한 현대 문명의 사용을 거부하고 옛날 방식으로 농사와 목축을 하면서 사는 아미시 공동체는 알레르기 질환의 발생이 매우 낮습니다. 반면에 비슷한 시기에 미국으로 이주했지만 미국식 문명생활을 영위했던 후터파 사람들은 알레르기 질환 발생률이 일반 미국인들과 비슷하고 아미시 사람들에 비해서는 5배나 높습니다. 현대 문명이 가져다준 편리함과 유익성에 따라온 그림자라고 할까요.

지금 우리는 인터넷과 유튜브에 수많은 정보가 범람하는 정보 홍수 시대에 살고 있습니다. 그러나 넘치는 정보 속에서도 정말로 유익하고 도움이 되는 정보는 극히 제한적이고, 과학적 근거가 없는 민간요법이나 건강식품 선전들이 난무합니다. 확인조차 어려운 체질 개선 비법들이 떠돌아다니고, 먹어도 괜찮을까 싶은 건강식품들도 천연덕스럽게 그 효과를 주장하고 있습니다. 잘못된 생활 관리 정보들도 많습니다. 이러한 무분별한 정보의 바다에서 독자들이 믿고 신뢰할 수 있는 알레르기 정보를 제공해서 알레르기 환자 분들이 적절한 생활 관리와 치료를 통해 건강한 삶을 영위하는 데 조금이라도 도움이 되길 희망하면서 이 책을 집필하였습니다.

금년은 1979년에 서울대학교병원에 알레르기내과가 설립되어 우리나라에서 처음으로 전문적인 알레르기 질환 진료를 시작한 지

40년이 되는 해입니다. 서울대학교병원 연건 본원, 분당 서울대학교병원, 보라매병원, 강남센터의 알레르기내과 의사들이 모여 알레르기 환자들에게 실질적인 도움이 될 수 있는 책자를 만들기로 의기투합했습니다. 의학용어 사용을 줄이고 실제 사례들을 중심으로 알기 쉽게 풀어 쓰고자 심혈을 기울였으며, 알레르기 질환 및 면역 개선과 관련한 다양한 정보들을 담아 보다 건강하고 행복한 삶을 추구하는 현대인들에게 유용한 읽을거리가 될 수 있게 하였습니다.

보람 있는 작업으로 결실을 맺을 수 있도록 도움 주신 시공사에 감사드리고 진료와 교육 그리고 연구로 눈코 뜰 새 없이 바쁜 가운데서도 흔쾌히 집필해주신 서울대학교병원 알레르기내과 교수들에게도 심심한 감사를 드립니다.

2019년 알레르기내과 교수 조상헌

▪ 차례 ▪

6장 피부알레르기

7장 음식알레르기

8장 약물알레르기

9장 아나필락시스

10장 호산구증가증

11장 곰팡이알레르기

1장

알레르기입니다

알레르기는 어렵다. 어렵다고 하는 것은 우선, 이름에서 짐작되는 바가 없어서다. 두통이나 위염, 고지혈증처럼 어디가 문제인지 직관적으로 알 수가 없다. 그렇다 보니 자신이 알레르기라고 생각이 되어도 어디에 가서 어떻게 고쳐야겠다 마음먹기가 쉽지 않다.

아이러니하게도 알레르기가 어려운 또 한 가지 이유는 '너무 흔해서'이다. 오늘 아침 출근 길 엘리베이터 안에서 재채기 폭격에 눈물, 콧물 쏟아내던 윗집 학생도, 지하철 옆자리에서 넘어가는 콧물을 열심히 삼키며 승객들 눈살 찌푸리게 했던 아저씨도, 밤마다 두드러기로 고생하는 김 과장님도, 감기만 왔다 하면 쌕쌕 하고 숨이 넘어가면서도 기관지 안 좋은 게 집안 내력이라 참고 산다는 민우 어머니도 다 알레르기다. 인구 1000명 당 비염 환자는 300~400명, 만성두드러기를 앓고 있는 사람은 50명 정도. 모든 종류의 암을 다 합쳐도 1000명 당 약 4.5명 수준인 걸 감안하면 그야말로 일상 질환이다. 그래서 다소 불편한 정도로만 생각하고 참고 넘기는 사람이 많다는 것이 의사들 입장에서 가장 어려운 점이다.

현대인의 삶의 질을 저하시키는 가장 큰 요인 중 하나, 많은 사람이 가지고 있지만 이게 대체 무슨 병인지, 병이기는 한 건지, 어디로 가서 어떤 치료를 받고 어떻게 관리해야 하는지 몰라 어려운 알레르기 질환. 잘못된 정보들의 홍수에 우왕좌왕 하다가 증명되지 않은 치료에 목돈만 쓰게 되는 이 난치병을 제대로 이해할 수 있게 하는 것, 그것이 이 책의 시작이다.

'알레르기'란 무슨 말일까?

그리스어인 'allos(다른)'와 'ergos(반응)'에서 유래하여 두 어원이 합쳐진 말이다. 오스트리아의 세균학자이자 의사인 클레멘스 폰 피르케(Clemens von Pirquet, 1874~1929)가 말의 혈액으로 만든 항독소로 디프테리아 감염병을 치료하던 중에 디프테리아와는 관련이 없는 증상들이 생기는 것을 관찰하고 이를 '다른 반응 allos ergos'라고 칭한 데서 연유했다. 이 '다른 반응(혹은 반응의 변형)'이란 어원을 염두에 두면 알레르기를 좀 더 이해하기 쉬워진다. '알레르기allergy'라는 단어가 직접적으로 사용된 것은 20세기부터다.

이유 없는 과민반응 VS 생존을 위한 투쟁

'알레르기를 어렵지 않게'가 목표라고 했으니 쉽게 이야기로 풀어보자. 수백 년 동안 선량한 국민들이 사이좋게 살고 있는 평화로운 섬나라에 새로운 생명체가 찾아왔다. 해안가에서 고기를 잡던 어부 십여 명이 가장 먼저 이 새로운 생명체를 발견하고는, 여덟은 가지고 있던 도구들로 침입자를 공격하기 시작했다. 나머지는 이 중차대한 사실을 왕과 몇 안 되는 호위병들에게 알리기 위해 가장 가까운 마을로 달려갔다. 어부들은 마을 입구에서 염소 산책을 시키던 농부를 만난다. 침입자에 대해 전해들은 농부는 이웃 농부들 중에 힘이 센 친구들을 골라 문제의 바닷가로 보내는 한편, 마을에서 가장 빠른 마차를 타고 왕과 호위병에게 이 소식을 전달하러 떠났다. 마을에 남은 상인들은 왕의 궁전에서 볼 수 있도록 불을 피워 연기로 신호를 보냈다. 마침내, 평화로운 섬나라를 침입한 외부 생명체의 존재를 온 나라가 알게 되었고, 나라는 시끄러워졌다. 생명체는 호락호락하지 않았지만 빠르게 대처한 어부들과 뒤따라 달려간 농부들의 활약으로 결국 붙잡혀 궁전으로 끌려가게 되었다.

그 생명체는 나라를 망하게 할 나쁜 씨앗이었을 수도 있고, 소인국을 찾아간 걸리버처럼 아무런 해가 되지 않는 존재였을 수도 있다. 하지만 섬나라의 국민들은 침입자가 '새롭다', 즉 '우리 섬의 국민이 아니다'는 이유만으로 공격하고 체포할 수밖에 없었다. 만약 이 새로운 생명체를 제지 없이 받아들인 뒤 그가 나라 안에서 악한 일을 꾸며 분란을 일으킨다면 하나뿐인 왕국이 무너질지도 모르는 일이기 때문이다.

이러한 스토리가 우리 몸에서도 펼쳐진다. 우리 몸 안의 세포들이, 그러니까 평화로운 섬나라 바닷가의 어부들처럼 최전방을 감시

하는 면역세포들이 익숙하지 않은 외부 물질을 만나게 되면 우리 몸은 이것을 공격으로 받아들이고 방어 태세를 취한다. 특히 오랜 세월 동안 인류가 사망하는 가장 큰 이유이자 공포의 대상이었던 감염병에 대항하기 위해, 면역은 우리 몸에 꼭 필요한 기능으로서 필연적으로 발전하여왔다. 악한지 선한지 따지기 전에 일단 최대한 방어하고 보는 예민한 군대(면역세포)들이다.

하지만 성실하게 방어를 한답시고 남들은 다 문제없이 받아들이는 개 털, 꽃가루, 몸에 좋다는 견과류까지 일일이 반응을 해대니 마냥 고마워만 할 수도 없는 일이다. 이 '남다른 반응'에는 분명 문제가 좀 있는 것 같다.

10만여 년 전 현생 인류가 탄생한 이후부터 제너(Edward Jenner, 1749~1823)와 파스퇴르(Louis Pasteur, 1822~1895)의 혁신(백신과 살균법) 덕에 균으로부터 비교적 자유로워진 19세기까지, 우리 몸은 비교적 단순하고 변화가 없는 외부 환경에 적응하여 평화로운 세월을 보냈다. 외부 물질이라면 여러 가지의 미생물, 또는 독소 정도였을 것이고 여기에 잘 대항하는 면역세포들을 발달시켜왔다. 그런데 최근 200여 년 사이에, 우리 주변은 우리 몸의 군대가 착한 놈인지 나쁜 놈인지 판단하기 어려운 새로운 물질들로 넘쳐난다. 웬만하면 통과시켜 적응하는 것이 현명한지, 아니면 만의 하나에 대비하여 더욱 치밀하게 방어태세를 취해야 할지, 판단이 쉽지 않다. "과민반응 하지마!"와 "생존을 위한 것인데 투쟁해야지!"의 고민에 정답은

없다. 어쨌든, 후자로 인한 반응으로 생기는 것이, 바로 '알레르기'
이다.

과민한 나의 몸 안에서 어떤 일이 벌어지는 것일까?

나에게는 잘 맞지 않아 매번 곤란한 문제를 일으키는 어떤 물질
이 있다. 그렇다고 독성을 가진 물질은 아니고 다른 사람에게는
아무런 반응도 만들지 않는다. 이것이 바로 '알레르기반응', 다
른 말로는 '과민반응'이다. 다른 사람에게는 괜찮은데 나에게만
문제를 일으키는 그 물질을 우리는 '알레르겐'이라고 부른다. 대
부분의 사람들에게 무해한데 괴롭게 왜 나한테만 이럴까? 그건
내 몸이 그 물질에 지나치게 반응하도록 몸 안의 면역세포들이
훈련되어 있어서다. 면역세포들이 어떤 알레르겐에 반응하도록
교육받아 기억하고 있는 것을 '감작sensitization'이라고 부르는데,
감작은 태어나기 전 어머니의 몸에서는 이루어지지 않기 때문
에 태어나면서부터 감작이 되어 있는 경우는 거의 없다. 살아가
면서 여러 가지 물질과 반복해서 맞닥뜨리고 내 몸이 그 물질을
'어? 이건 내 것이 아닌데?'라고 인식하면서 그 물질에 대항하는
면역기능들을 준비하고 기억해놓고 있는 거다. 이것이 알레르

기반응의 준비 과정이다.

자, 이렇게 만반의 준비를 마친 몸에 용감하게도 바로 그 놈이 쳐들어온다면? 특정 외부 물질에 반복적으로 맞닥뜨린 몸이 기억하고 준비해놓은 면역시스템은 놈의 침입에 매우 빠른 속도로 반응한다. 최전방의 공격수인 비만세포mast cell는 5~10분 내에 감시 레이더인 면역글로블린 E의 활약에 도움을 받아 활성화되어 가려움, 부종, 팽진을 일으키는 히스타민 등의 물질을 다량 분비한다. 이 물질의 힘은 굉장히 세어서 수 분 안에 기도 수축이나 혈압 저하 같은 전신 반응을 유발하기도 한다. 그 외에도 여러 가지 염증 유발물질 사이토카인cytokine을 분비하여 지속적인 알레르기반응(지연형 반응이라고 한다)이 나타나게 만든다.

불행은 혼자 오지 않는다
_알레르기 행진

알레르기 질환은 안타깝게도 하나만으로 끝나지 않고 또 다른 알레르기 질환을 이끌고 다니는 경우가 많다. 어릴 때 태열과 아토피피부염으로 부모님 마음고생 시킨 것도 모자라서, 크면서 피부가 좋아져 좀 살만 해지니까 웬걸 이젠 코막힘으로 숨도 제대로 쉬지 못하는 날이 많다. 왜 그런 것일까? 다 그렇다고는 할 수 없지만 아토피피부염, 비염, 천식은 서로 동반되어 나타나는 경우가 많다. 우리 몸의 면역체계가 이미 알레르기 쪽으로 기울어졌기 때문에 일어나는 현상이다.

　피부알레르기와 음식알레르기는 보통 갓난아이 때부터 유치원에 입학하기 전에 흔하고 학령기로 가면서 비염과 천식이 순차적으로 늘어나는 경향을 보인다. 어릴 때 태열을 앓았던 아이들이 그렇지 않은 아이들보다 자라면서 음식알레르기가 잘 생긴다. 음식알레르기는 이유식을 시작하면서 나타나고 7~8세에 최고조를 보인 뒤 조금씩 감소한다. 음식알레르기가 감소하면서 유치원에 다니게 될 때쯤 콧물이 흐르고 코가 막히며 반복적으로 재채기가 나오는 증상을 특징으로 하는 비염이 생긴다. 그리고 그 시기 이후에 기관지 증상을 보이는 천식이 뒤따라온다. 모든 증상이 누구에게나 똑같이 다 나타나는 것은 아니지만 알레르기 소인을 가진 아이는 이렇게 자라면서 다른 알레르기 질환을 겪게 될 가능성이 높다.

　이처럼 나이가 들어감에 따라 여러 가지 알레르기 질환이 연관되어 나타나는 것을 '알레르기 행진'이라고 한다. 알레르기 행진은 어린이 알레르기 환자들에게서 흔하게 볼 수 있는 모습이다.

　아토피피부염이든 비염이든 천식이든, 몸 속에서 벌어지는 현상(메커니즘)은 하나다. 내 몸에 익숙하지 않은 외부 침입자에 대해서 피부와 코 점막과 기도 섬박이 벌이는 빙어리사 두겡 밀이디.

우리 가족은 왜 가을이 되면 다 같이 괴로울까? _유전과 알레르기

우리는 은연중에 내 몸에 나타나는 알레르기가 환경의 영향을 많이 받는다고 생각한다. 몸에 갑자기 두드러기가 생기거나 콧물이 쏟아질 때 '내가 뭘 잘못 먹었나?' '요즘 뭐가 바뀌었더라?'라고 반추해보게 된다. 나를 예민하게 만드는 환경 탓을 해야 할까, 아니면 타고난 나의 체질(유전자)을 탓해야 할까? 뭐가 더 문제일까?

이 질문에 대한 답을 얻기 위해 연구자들은 여러 대규모 쌍둥이와 형제자매 연구를 분석하였다. 쌍둥이는 형제보다도 유전자가 비슷한 사람들이라서 헤어져 살게 된 쌍둥이 형제에서 질병이 생기는지를 추적하면 유전자와 환경의 영향을 알 수 있다. 결론은 유전자 쪽의 승리였다. 어릴 때 헤어져 완전히 다른 환경에서 살게 된 쌍둥이 형제 모두에게 유사한 알레르기 행진이 나타났다. 이러한 결과는 알레르기 질환이 악화되는 데에 있어서 환경도 중요하지만 가지고 태어난 유전적인 소인이 더 큰 영향을 미친다는 것을 알려주었다. 정리하면, 유전자의 적응과 진화 단계에서 더 광범위한 면역 성향을 가지게 하는 유전자가 알레르기 체질을 만든다고 할 수 있다.

깨끗할수록 알레르기가 많이 생긴다? _위생가설과 마이크로바이옴

　그런데 그사이 유전자 변형이 일어난 것도 아닌데 왜 현대사회에서 알레르기 질환의 유병이 급격히 증가하였을까? 같은 유전적 배경을 가지고 있을 때 환경, 특히 어린 시절의 환경은 알레르기 질환 발생에 큰 영향을 미친다. 유전자와 환경의 상호작용 역시 중요한 요인으로 작용한다. 그렇다면 알레르기 발생을 부추기는 환경은 어떤 것일까?

　과거 알레르기 천식이 감염의 결과라고 믿던 시절이 있었다. 공중보건학 발달 이전의 의학은 감염병과의 싸움의 역사였다고 봐도 과언이 아닐 정도로, 감염은 인간 사회에 치명적인 존재였고 모든 건강 문제의 원인으로 여겨졌었다.

　알레르기 질환 역시 예외가 아니었는데, 이 감염과의 전쟁에서 인간이 승리한 19세기 중반 이후 흥미로운 현상이 목격되었다. 공중보건에 대한 개념이 정립되어 이전보다 환경이 깨끗해지고 감염으로 인한 사망도 크게 줄어들었는데, 오히려 알레르기 질환과 과민반응은 늘어나는 것이었다. 과학자들은 이러한 현상의 원인을 찾기 위해서 여러 가지 연구를 수행하였고 어린 시절에 다양한 미생물에 접촉한 아이들이 나중에 천식이나 비염 같은 알레르기 질환에 덜 걸린다는 사실을 알아냈다. 형제들 사이에서 부대끼며 큰 아이들이 외동이나 형제가 적은 아이들에 비해 발병률이 낮았다. 마찬가지로 시골에서 자연을 벗삼아 어린 시절을 보낸 아이가 도시에서 더 깨끗하게 자란 아이보다 알레르기 질환 유병률이 적었다.

평화로운 섬나라에 오늘은 E. T.도 오고 내일은 걸리버 친구들도 찾아오고 하면 어부들 중에 몇몇은 관상을 봐서 "야야, 쟤들 내가 지난번에 봤는데 저렇게 생긴 애들은 그냥 착한 애들이야. 싸우지 마" 하고 말려준다. 그런데 한동안 아무도 찾아오지 않은 조용한 해안가에 처음 보는 생명체가 도착하면 중재할 사람도 없이 곧바로 싸움에 돌입할 수밖에 없다. 다양한 미생물에 대한 노출이 줄어들면 면역반응을 억제하는 역할을 하는 면역세포들의 활동이 줄어들어 알레르기반응이 극대화된다는 것이다.

1980년대 후반부터 활발하게 진행된 이 연구 결과들은 알레르기학의 역사에 큰 획을 그었고, 지금까지도 위생가설Hygiene hypothesis라는 이름으로 많이 인용되고 있다. 하지만 위생가설은 동시에 많은 공격을 받기도 한다. 현대를 사는 개개인이 손을 깨끗이 씻고 깨끗한 음식을 먹는 것은 20세기 초의 하수처리시설 발달로 인한 사회적인 미생물의 변화와는 완전히 다른 얘기이다. 다시 말해, 손을 씻지 않고 균에 노출되는 것이 알레르기 발생에 예방적인 효과가 있는 것으로 오해해서는 안 된다는 얘기이다. 손 씻기를 소홀히 하면 알레르기가 예방되는 것이 아니라 오히려 독감 같은 급성 감염증만 얻을 뿐이다.

더 지저분한 환경에서 어린 시절을 보낸 아이가 알레르기 발병률이 낮다고 주장하였던 과거의 위생가설은 질병이 생기는 원인을 우리 몸 안 마이크로바이옴microbiome●의 변화에서 찾으려는 최근의 연구 동향으로 자연스럽게 연결된다. 외부 미생물에의 노출이 문제가 아니라 우리 몸의 미생물 생태계가 손상되는 것이 문제라는 것이다.

건강한 사람의 장, 기도, 피부에 정상적으로 존재하는 미생물들은 면역 균형을 유지하는 데에 매우 중요하다. 정상 미생물총의 비정상적인 변화가 알레르기 질환을 증가시킨다는 많은 연구 결과들이 있고, 그 중요성은 점차 높아지고 있는 상황이다.

그러면 현대사회에서 건강한 마이크로바이옴의 균형을 깨트리는 것들은 무엇일까? 살균제와 세정제의 지나친 사용, 불필요한 항생제의 남용, 자연식품보다 인스턴트를 선호하는 식습관, 여러 종류의 화학물질에의 지속적인 노출(새집증후군, 식품첨가물 등)이 건강한 미생물 환경을 파괴하는 요인들이다. 우리 몸의 면역은 인류의 탄생 이후 오랜 경험 끝에 이제 착한 세균들과 잘 살아가는 법은 배웠지

● 우리 몸에 서식하는 미생물 집단.

만 아직 여러 가지 새로운 화학물질을 호의적으로 받아들이는 연습
은 되어 있지 않다. 때문에 익숙하지 않은 물질이 지속적으로 침입
할 때 미생물 생태계의 균형은 깨지고 우리 몸은 과민한 면역반응을
보이게 되는 것이다.

여러 매체에서 이야기하는 '좋은 미생물'인 유산균을 채워주는
것도 방법이 될 수 있지만 보다 근본적으로 우리의 생활 전반에서
자연에 더 가까워지려는 노력을 하는 것이 우선이다.

알레르기 전문의와
알레르기 치료

우리는 보통 우리 몸의 장기에 따라 이름을 붙은 진료과, 예를
들면 소화기내과, 피부과 같은 데 익숙하다. 그래서 '알레르기내과'
라고 하면 어떤 진료를 하는 곳인지 곧바로 떠올리지 못한다. 알레
르기를 단순히 두드러기 같은 피부에 나타나는 이상반응이나 비염
의 한 원인 정도로만 생각하는 경우가 많은데 실상은 그렇지가 않
다. 알레르기는 과민한 면역으로 나타나는 전신의 모든 증상을 다
포함하고, 그 결과 상상하는 것보다 그 스펙트럼이 매우 넓다.

이게 전부 알레르기

- 매년 봄철만 되면 눈, 코가 가렵기 시작하면서 기침이 시작된다. 2~3달 동안 기침이 멈추지 않다가 나중에는 기관지에서 안 좋은 소리도 나고 숨도 답답하다. 매년 3월에서 5월은 죽었다 생각하고 산다.
- 흉부 CT까지 찍어도 폐에는 이상이 없다는데 기침이 6개월째 멎지를 않는다. 밤만 되면 목이 간질간질하면서 마른 기침이 나오고 가래가 목 뒤로 넘어간다.
- 운동을 했다 하면 온 몸에 두드러기가 올라온다. 꼭 운동을 마치고 샤워를 할 때쯤 올라오는 이 녀석들 때문에 무서워서 운동을 못 하겠다.
- 짜장면이나 라면을 먹고 운동을 했다가 몇 번 기절을 한 적이 있다. 평소에는 밀가루 음식을 먹어도 문제가 없어서 밀가루 알레르기도 아닌 것 같은데 한 번씩 온 몸에 두드러기가 생기면서 숨이 차고 어지럽다.
- 감기약을 먹으면 눈이 붓는다.
- 몸이 피곤하면 이유도 모르게 입술과 눈두덩이가 심하게 부풀어 올라 누가 보면 완전히 다른 사람이 된다. 일 년에 한두

번 생기는데 언제 생기는지 예측도 안 되고 생기면 밖에도 못 나갈 정도라 언제 또 증상이 찾아올지 너무 불안하다.

- 복숭아, 체리, 햇사과 같은 과일을 먹을 때 입 주변이 빨개지고 목이 따갑다.

- 조영제 CT를 찍고 목과 얼굴 주변으로 두드러기가 10개쯤 나면서 눈두덩이가 부었다.

- 해물찜을 먹고 머리 끝부터 발끝게 두드러기가 올라와 전신으로 퍼지더니 갑자기 시야가 흐려지며 의식을 잃었다. 이전에도 해물찜을 먹고 가려움증을 몇 번 느꼈는데 이렇게 심한 적은 처음이었다.

- 항암제를 다루는 병동에서 일하는데, 출근을 하면 그때부터 피부 두드러기와 호흡곤란에 시달린다. 쉬는 날에는 증상이 좋아졌다가 병동에 들어서면 몇 시간 이내로 증상이 다시 나타난다.

- 피부를 긁으면 긁은 자리에 글씨를 쓴 것처럼 빨갛게 부풀어 오른다.

- 성묘를 가서 벌초를 하다가 벌에 쏘였는데, 처음에는 쏘인 부위가 붓더니 갑자기 숨이 막히고 어지러워 쓰러졌다.

- 팔찌나 귀걸이를 한 부분에 피부 염증이 생겨 고생했다.

피부과나 이비인후과 일반 진료실에서 흔하게 볼 수 있는 증상도 있지만 알레르기 전문의라고 해도 일 년에 한두 번 정도 경험하는 드문 경우도 있다. 또 당장 위험천만한 상황인 케이스도 있고, 별것 아니게 보이지만 알레르기내과 전문의의 눈으로 보았을 때 그대로 방치하다가 위험한 상황이 벌어질까 매우 걱정이 되는 케이스도 있다. 가벼운 알레르기는 두드러기 한두 개 정도의 증상으로 끝나지만 심한 경우 혈압 저하, 기도 수축으로 인하여 수 분 안에 쇼크°가 발생할 수 있는 무서운 반응이다. 특히 적절한 대처 없이 반복적으로 알레르기 물질에 노출될 경우 반응이 강화될 수 있어, 병원에 찾지 않고 무턱대고 버티는 것은 매우 위험한 일이다. 전문의와의 상담을 통한 진단과 예방 관리가 꼭 필요하다.

알레르기와 관련하여 전문적인 진단과 치료가 필요한 또 다른 이유는 일상적인 증상이라 생각하고 그냥 넘기기엔 이것이 상상 이상으로 삶의 질을 떨어뜨린다는 점이다. 정상적인 일상생활이 불가능한 정도의 재채기, 콧물, 가려움증을 그러려니, 체질이려니 여기며 참고 견디는 분들이 참 많다. 어릴 때부터 증상이 있었다면 이렇게 생각할 확률이 더 높은데, 전문적인 관점에서 바라보면 이는 그만큼 진전되고 악화되었다는 이야기다. 양약은 모두 독한 것(?)이라는 편향적 인식 때문에, 증상을 잘 관리해서 편안한 일상을 누리려

° 혈관 안의 혈액이 혈관 밖으로 빠져나가 충분한 혈액순환이 되지 않아 생기는 산소 부족 상태로 적절하게 치료되지 않으면 사망에 이를 수 있다.

는 생각을 해볼 기회조차 갖지 못했을 수도 있다. 아주 심한 경우를 제외하면 대부분의 알레르기 증상은 꾸준한 약물치료로 관리가 잘 되는 편이다. 오히려 평소에 관리를 잘 안 하면 갑자기 크게 나빠졌을 때 훨씬 더 독한 약을 써야 한다. 따라서 알레르기는 평소에 꾸준히 관리하는 것이 핵심이다. 외부 생명체의 등장에 자꾸만 깜짝깜짝 놀라 과민반응을 하는 섬나라 어부들의 불편한 심기를 살살 달래서 갑자기 폭발하지 않게 해주어야 한다는 것이다.

알레르기 치료는 크게 세 가지의 측면으로 접근할 수 있다. 첫째 현재 있는 증상을 조절하고 관리하는 것, 둘째 앞으로 생길 증상을 예방하는 것, 마지막으로는 예민해진 면역을 정상화시키는 것이다.

알레르기 진료를 하면서 가장 많이 듣는 말이 바로 "제가 면역력이 떨어져서 이러는 거죠?"이다. 많은 분들이 면역력을 키우는 데 좋다는 건강보조제들을 수소문하여 비싼 돈을 주고 먹어보지만 효과는 없다. 알레르기에 대한 전문적인 이해나 근본적인 치료 없이 보조제만으로 천식, 비염, 아토피, 두드러기가 좋아질 리 없다. 나빠지지 않으면 다행이다. 알레르기 경향을 가진 사람들은 여러 가지 물질에 남들보다 과민하게 반응하는데 건강보조제는 특정 성분을 고함량으로 농축 함유하고 있으면서도 부작용에 관한 자세한 정보가 없는 경우가 많아 주의하여야 한다.

우선, 알레르기는 면역력이 떨어진 것과는 거리가 멀다. 면역력이 떨어진다는 것은 병균 같은 외부 침입자들을 제대로 처리해서 내 몸의 안전을 지키는 면역시스템이 망가진 것을 의미한다. 의학적 관점에서 면역력 저하를 의식하게 되는 경우는 감기나 폐렴이 너무 자주 반복된다던가 건강한 사람이 대상포진 등 흔하게 잘 걸리지 않는 감염 증상을 보일 때이다. 특정 항암치료를 받고 있거나, 인간면역결핍바이러스(HIV)에 감염되어 에이즈를 앓고 있을 때 면역력이 약해지는 상황이 된다. 알레르기는 이와 다른 경우다. 엄밀히 말해 알레르기는 면역시스템이 여러 물질에 과민하게 작용하는 것으로서, 면역력이 떨어진 것이 아니라 오히려 일부 면역반응이 지나치게 강해졌다고 얘기하는 것이 맞다. 그렇다고 병균을 더 잘 처리하는 상황은 아니라 좀 더 정확하게 말하면 '면역의 균형이 깨진 상태'다.

여러 가지 이유로 지나치게 예민해진 면역력은 우리 몸에 배어 있는 생리적 성질이나 건강상의 특징을 뜻하는 우리말의 '체질'이라는 단어에 포함되는 개념으로도 이해할 수 있다. 한 번 형성된 면역시스템은 쉽게 바뀌지 않는다. 지나치게 올라간 외부 자극에 대한 민감도는 상당 기간 지속되다가 잘 달래주고 조절해주면 시간이 지나면서 또 사라지기도 한다. 예민해진 면역력을 정상화시키는 것은 단기간에 할 수 있는 것이 아니다.

훨씬 중요한 것은 우선 현재의 힘든 증상을 조절하고 안정화시키는 것이다. 당장 매일 아침 콧물이 쏟아지고 매일 밤 두드러기로 잠을 못 이루면서 근본적인 치료를 하겠다고 면역력 강화 제품들을 찾는 것은 앞뒤가 맞지 않는 일이다. 알레르기 질환만큼 치료 효과가 좋고 치료 전후 삶의 질적 차이가 큰 질환도 없다. 증상에 따라 나에게 가장 잘 맞고 부작용이 없는 약을 찾아 꾸준히 관리하여 편안한 삶을 누리는 것, 그것이 알레르기 치료의 핵심이다. 또한 증상의 악화 요인에 대한 정확한 검사를 시행하고 생활 관리에 대한 전문가의 조언을 통해 재발을 방지하는 것이 중요하다.

삶의 질을 위해
반드시 관리해야 하는 질병

히포크라테스 의학 이전의 시대에도 균형이 깨진 면역, 과민한 면역시스템을 가진 사람들은 있었고, 실제 알레르기 질환이 존재했던 기록도 남아 있다. 그러나 많은 사람들이 인식하고 있듯이 알레르기는 현대사회에 들어 폭발적으로 증가한 질병이다. 불과 수십 년 전만 해도 전 세계적으로 아토피피부염을 앓는 아이들을 쉽게 볼 수 없었고, 알레르기비염도 지금처럼 흔하지 않았다. 새로운 환경이 우리의 면역시스템을 혼란스럽게 만든 것이다.

성인이 된 후 갑자기 알레르기가 생겼을 때 '내가 뭘 잘못 먹었나?'하고 음식을 용의선상에 올리는 경우가 많다. 하지만 대부분의 경우 평소에 잘 먹던 그 음식은 범인이 아니다. 공 들여 인테리어를 하고 들어간 새집, 매일 끊지 못하고 시켜 먹는 야식의 조미료, 상쾌한 분위기를 내기 위해 설치한 방향제, 깨끗한 화장실을 위한 독한 세정제, 꼭 필요하지 않은데도 항생제를 남용하여 건강한 균이 감소하는 것, 미세먼지 등이 더 유력한 후보자들이다. 거기에 더해 극심한 스트레스와 불규칙한 수면 패턴은 발병에 기름을 붓는 악화 요인들이다. 유전적인 요인이 질병의 발생에 중요한 역할을 하는 알레르기 질환이지만 현대에 들어 이 질환으로 고통받는 환자들이 급격히 증가한 데에는 이 새로운 악화 요인들의 탓이 크다. 그 결과로 예민해진 면역반응이 집먼지진드기나 꽃가루, 동물 털 등 보통은 그렇게 해롭지 않은 물질에 대해 불필요한 과민증상을 유발한다.

인류가 환경에 적응하는 방법을 터득한 결과로 환경은 끊임없이 변해왔고, 우리 몸은 끊임없이 새로운 환경과 맞닥뜨리게 되었다. 알레르기가 부적응의 산물인지 미래에 지나치게 빠르게 적응한 결과인지는 알 수 없다. 하지만 한 가지 분명한 것은 '알레르기는 치료가 어렵다'는 통념과는 반대로 알레르기는 어떤 질병보다 더 쉽게 관리할 수 있다는 것이다. 알레르기를 치료하면 삶의 질이 좋아지며 행복해지고, 또 행복해지면 알레르기도 좋아진다. 단, 이러한 선순환의 고리를 제대로 이어가기 위해서는 많은 근거를 토대로 검증된 정확한 방법으로 제대로 치료받아야 한다. 이 책이 알레르기 질환을 현명하게 조절하여 행복하게 살아가는 가장 정직하고 정확한 길잡이가 되리라 확신한다.

2장

알레르기비염

취준생인 준호 씨는 일 년에 10번 이상 코감기로 고생을 한다. 가끔은 일상생활에 지장을 줄 정도로 불편하지만 열 살 때부터 반복되는 일이라 다 자신이 약골인 탓이려니 대수롭지 않게 생각했다. 병원에서 약을 처방해주어도 그때뿐, 약을 먹지 않으면 다시 시작되니 증상이 심할 때 약국에서 약을 사먹으면서 그때그때를 넘기는 식이다. 하지만 올 봄에는 거의 매일 콧물이 나고 코가 막혀 숨을 쉬기가 힘든 지경이 되고 말았다. 콧물, 코막힘 이외에 몸에 열도 나는 것 같고 컨디션이 나빠져 도무지 공부에 집중할 수가 없다. 서른이 넘도록 취직을 못해 초조하고 마음은 급한데 이 상태로는 도저히 안될 것 같다.

콧물, 코막힘이 열흘 이상 지속된다면 감기가 아니다

감기는 바이러스에 의해 생기며 콧물, 코막힘, 재채기, 목 아픔, 기침, 발열, 근육통, 두통 등의 증상이 나타나는 질환을 말한다. 감기의 이러한 증상들 대부분 일주일에서 열흘 정도 지속되고 좋아진다. 하지만, 감기와 잘 구별해야 하는 질환이 하나 있는데 그것이 바로 알레르기비염이다. 알레르기비염은 콧물, 고막힘, 재채기가 주된 증상이고 기침을 동반하는 경우도 종종 있다. 감기와 비슷하다. 하지만 이 둘은 전혀 다른 질환이다. 바이러스 감염인 감기와 달리 알레르기비염은 바이러스와는 아무런 상관이 없는 알레르기 질환이다. 즉, 일반적으로 무해한 특정 물질에 지나치게 예민하게 반응하여 코 점막에 염증이 생기는 것이다. 알레르기 염증을 일으키는 원인물질을 '알레르겐'이라고 하는데, 대표적인 알레르겐으로는 집먼지진드기, 꽃가루, 동물 털, 곰팡이, 바퀴벌레, 음식 등이 있으며, 사람마다 증상을 일으키는 알레르겐이 다르다. 앞서 말한 것처럼, 알레르기비염과 감기의 증상은 매우 비슷해서 증상으로 구별하기가 쉽지 않지만, 몇 가지의 차이가 존재한다.

알레르기비염의 대표적인 증상은 재채기, 맑은 콧물, 코막힘, 코가 목 뒤로 넘어가는 증상, 코와 눈 주위에 발생하는 가려움증이다. 알레르기비염의 경우 열이 나는 것 같지만 실제로 높은 열(38℃ 이상)이 나지 않고 근육통, 인후통 등의 증상이 없다. 감기의 경우 기침은 흔하게 나타나는 증상이지만 알레르기비염의 경우 천식을 같이 앓고 있는 경우나 기관지가 예민해져 있는 경우, 코가 목뒤로 넘어가는 후비루의 경우에 기침을 동반한다. 또한 감기는 하루 동안 증상의 변화가 별로 없지만 알레르기비염은 증상이 새벽이나 아침에 심하다가 오후쯤 되면 좋아지는 경우가 많다. 특정 계절에만 증상이 나타나는 경우도 있고(계절성) 일 년 내내 증상이 있는(통년성) 알레르기비염도 있다. 봄만 되면 코감기가 걸려서 한 달 이상 고생을 한다는 분들은 대부분은 계절성 알레르기비염을 앓고 있는 것이다.

	알레르기비염	코감기
원인	꽃가루, 집먼지진드기, 동물 털 등 알레르겐	바이러스
증상	물처럼 맑은 콧물, 코 가려움증, 발작적인 재채기, 코막힘	끈끈한 점액성 콧물, 코막힘, 기침, 가래, 몸살, 두통, 발열, 인후통
경과	수 주~여러 달 이상 지속	대부분 1주 이내에 호전

알레르기비염과 코감기 감별법

이렇게 감기와 알레르기비염을 구분해야 하는 가장 중요한 이유는 그 치료 방법이 다르기 때문이다. 감기는 약을 먹으면 일주일, 약을 먹지 않으면 7일이면 낫는다는 말이 있다. 감기는 시간이 지나면 좋아진다는 이야기다. 감기의 원인이 되는 바이러스를 치료하는 약은 없다. 만일 "그럼, 감기약은 왜 먹는 거지?" 라고 묻는다면 증상으로 인한 불편함을 없애기 위해서라고 말할 수 있다.

그런데 아이러니하게도 치료가 필요한 알레르기비염은 참고 넘기려 하고, 시간이 지나가면 좋아지는 감기는 꼭 약을 먹어야 한다고 생각하는 사람이 적지 않다.

알레르기비염, 방치하면 천식으로 발전될 수 있다

비염 환자의 30~40% 정도에서 천식이 발생하고 천식 환자의 50~80%가 비염을 동반한다. 코와 기도는 같은 호흡기에 속하기 때문에 해부학적으로 연결되어 있어 코에서 기관지로 분비물과 염증 물질이 계속 흘러내려가면서 코의 염증이 기관지로 확산되기 때문이다. 반대로 윗물이 맑아야 아랫물이 맑다는 속담처럼 위쪽의 코 염증을 잘 관리하면 아래쪽의 기관지를 건강하게 보호할 수 있다. 비염으로 죽는 사람은 없지만 천식은 죽을 수 있는 병이다.

천식 외에도 비염을 치료하지 않고 방치하면 여러 합병증이 발생할 수 있는데 대표적인 것이 비용종과 부비동염(축농증)이다. 비용종은 코 안쪽에 염증덩어리 혹이 생긴 것으로 고정적인 코막힘을 유발하고 부비동 입구를 막아 부비동염이 잘 생기게 한다. 부비동염이 급성으로 발생하면 누런 콧물과 두통, 광대 부위의 통증이 동반되며 2~3주간의 항생제치료가 필요하다. 만성 부비동염은 만성 두통과 코막힘의 원인이 되기도 하며 약물치료만으로 호전되지 않으면 수술적 치료가 필요할 수 있다. 또한 알레르기비염이 심한 경우 구취(입 냄새)가 날 수 있다. 코막힘으로 인해 구강호흡을 하면 입 안이 건조해져서 세균이 쉽게 번식하기 때문이다. 또한 비염이 심한 경우 부비동염이 동반되고 목뒤로 콧물이 넘어가는 후비루가 생기는데,

이때 점액이 세균에 의해 분해되면서 역한 구취를 유발할 수 있다.

만성 비염은 코를 자주 풀게 되고 코막힘이 심해 입으로 숨을 쉬거나 두통이 동반되는 경우가 많다. 주의력과 집중력이 떨어져 소아에서는 학습 부진을, 성인에서는 작업 능률 저하를 초래한다. 또한 어린아이들의 경우 코가 막혀서 자주 깨고 숙면을 취하지 못하면 성장호르몬이 정상적으로 분비되지 못해 키 성장이 저해되고 만성 피로에 시달리게 된다. 소아가 자주 입을 벌리고 숨을 쉬면 얼굴이 좁고 길게 변하고(아데노이드형 얼굴), 치아의 부정교합도 발생할 수 있다. 이러한 변화는 수년에 걸쳐서 서서히 일어나므로 쉽게 눈에 띄지 않는다. 하지만 조기에 발견된다면 비염 치료를 통해 구강호흡을 줄이고 비강호흡을 촉진시킴으로써 바로잡을 수 있으니 면밀히 관찰하여 이런 합병증을 미연에 방지하도록 해야 한다.

알레르기비염의 치료

▌ 회피요법_알레르기 원인물질, 악화 요인은 피하는 게 상책

다른 알레르기 질환에서도 마찬가지지만 알레르기비염의 가장 중요한 치료는 원인물질인 알레르겐과 악화 요인을 찾아서 피함으로써 기존의 알레르기 염증을 가라앉히고 새로운 염증의 발생을 막는 것이다. 흔히 알려진 대표적인 알레르겐은 집먼지진드기, 꽃가루, 동물 털, 곰팡이, 바퀴벌레, 특정 음식 등이며, 대표적인 악화 요인은 담배 연기, 미세먼지, 대기오염물질, 급격한 온도 변화, 스트레스 등이다. 사람마다 증상을 일으키는 알레르겐이 다르다. 모든 경우에 원인물질을 찾을 수 있는 것은 아니지만 회피요법을 시행하기 위해서는 가장 먼저 나에게 증상을 일으키는 알레르겐을 찾는 것이 중요하다.

원인물질을 찾는 검사로는 혈액검사와 알레르기 피부검사가 있다. 피부검사 중 가장 널리 사용되고 있는 것은 피부단자시험이다. 피부단자시험은 피부에 여러 가지 알레르겐을 떨어뜨리고, 바늘로 피부를 살짝 찔러서 알레르겐이 피부 표피까지만 들어가게 한 후, 15~20분 후 피부에 나타난 반응 정도를 측정하는 검사이다. 일반적으로 팔이나 등의 피부에 검사한다.

▌약물치료_염증을 잡아야 한다

앞서 언급했듯이 알레르기비염 치료의 최우선은 원인물질 알레르겐을 회피하는 것이다. 하지만 완벽하게 피하는 것은 사실상 불가능한 경우가 많다. 이를테면, 집먼지진드기는 어느 집에나 있어서 일 년 내내 집먼지진드기 없이 살기란 거의 불가능하다. 또, 계절마다 수백 km 밖에서 날아오는 눈에 보이지 않는 꽃가루도 피할 수 없다.

그렇다면 해결 방법은 없는 걸까? 현실적인 방법은 원인 알레르겐에 노출되는 것을 가능한 최소화시키되, 일부 노출된 알레르겐 때문에 생긴 알레르기 염증은 적절한 약물로 치료하는 것이다.

코 스프레이

현재 사용되고 있는 염증치료 방법 중 가장 효과적인 것은 콧속에 뿌리는 스프레이 형태의 스테로이드 흡입제이다. 많은 사람들이 '스테로이드' 하면 매우 위험한 약이고 장기간 사용해서는 안 된다고 알고 있다. 맞는 말이다. 하지만 콧속에 국소적으로 뿌리는 스프레이의 경우 전신 흡수되는 양이 매우 적기 때문에 장기간 사용해도 안전하다. 한 가지 꼭 기억해야 할 것이 직접 뿌리는 형태이긴 하지만 사용하고 바로 효과가 나타나지 않는다는 것이다. 일주일 정도 지속적으로 사용해야 염증이 조절되어 증상이 좋아진다.

스테로이드 코 스프레이 과연 안전한가?

스테로이드 코 스프레이는 소아에게도 사용이 가능한 약이다. 코에만 직접적으로 작용하고 전신 흡수가 거의 없기 때문에 복용하는 스테로이드와 비교하면 매우 안전하다. 최근 알레르기 치료에 주로 사용되는 주요 스테로이드 제제인 모멘타손momentasone, 플루티카손fluticasone, 시클레소니드ciclesonide 등은 만 2세 이상 소아에서도 사용할 수 있을 정도로 안전성이 확인되었고 수년간 장기 사용해도 비교적 안전하다. 통계적으로 유의한 성장 저하나 시상하부-뇌하수체 축의 이상은 보고된 바가 없다. 비강 내 스테로이드제(코 스프레이)의 가장 흔한 부작용은 국소 자극 증상이다. 재채기 등의 국소 자극 증상이 사용 초기에 나타날 수 있으나 지속적으로 사용하는 경우 자극 증상은 사라진다. 그 외 코 건조감, 코피 등이 발생할 수 있으나 대부분 일시적이다.

항히스타민제

알레르기비염의 널리 알려진 또 다른 치료제가 항히스타민제이다. 히스타민은 여러 면역세포에서 분비되어 가려움증, 두드러기,

부종, 발적 등 대부분의 알레르기 증상을 유발하는 주 매개체로, 히스타민을 억제하여 다양한 알레르기 증상을 호전시키는 약물이 항히스타민제이다.

항히스타민제를 사용하면 콧물이 없어진다. 그러나 항히스타민제가 포함된 알레르기약을 먹으면 졸리고 몸이 축 가라앉아서 일상생활을 제대로 할 수 없다고 잘못 생각하는 사람들이 많다. 물론 졸리지 않은 항히스타민제가 나오기 전까지는 맞는 말이었다. 하지만 지금 사용되는 2세대 항히스타민제는 이러한 부작용의 빈도가 매우 낮다. 장기간 복용해도 내성, 중독성의 문제가 없는 안전한 약물로 알레르기 치료제 외에도 코감기약, 멀미약 등에도 매우 흔하게 포함되어 있다. 그래서 간혹 감기약을 먹고서 알레르기비염이 함께 일시 호전되는 경우가 생기기도 한다.

항히스타민제 약물도 세대차가 있다

항히스타민제는 개발 시기에 따라 1940년대 이후 개발된 1세대와 1980년대 이후에 개발된 2세대로 분류된다.
1세대 항히스타민제는 약효지속시간이 짧아서 하루에 여러 번 복용해야 하는 반면, 2세대 항히스타민제는 약효지속시간이 길어서 하루에 1~2회만 복용해도 된다. 가상 흔한 부작용인 졸음, 피로감 증상이 1세대에 비해서 2세대에서는 크게 줄어들었다. 또한 몇몇 2세대 항히스타민제는 간독성이 없어 간 기능이 좋지 않은 사람들도 부담없이 장기 복용이 가능하다.

▌면역치료_알레르기 체질 개선

면역치료는 알레르기비염을 일으키는 원인 알레르겐을 조금씩 주사 혹은 복용하여 그 물질에 대하여 과민반응을 일으키지 않도록 내성을 길러주는 치료 방법이다. 즉, 알레르기 체질을 개선하는 유일한 치료이다. 보통 유지용량의 1000분의 1 농도부터 시작해서 조금씩 주입 농도를 높여나간다. 면역치료 후 일정 기간이 지나면 실생활에서 알레르겐을 맞닥뜨렸을 때에도 불편 증상 없이 살아갈 수 있게 되고 일부 환자는 완치도 가능하다.

면역치료는 적절한 약물치료와 원인물질 회피에도 충분하게 증상 조절이 되지 않는 경우, 약물치료의 부작용이 심하거나 환자의 사정으로 약물치료를 지속하기 어려운 경우, 혹은 체질을 개선하여 보다 근본적인 대책을 원하는 경우 적용할 수 있다. 하지만 심한 천식이나 아토피피부염이 동반된 경우, 영유아나 50세 이상의 환자들, 심한 심장 혈관(관상동맥) 질환이 있는 경우, 검사에서 알레르겐이 확인되지 않는 경우에는 면역치료를 할 수 없다.

알레르기 체질이 완전히 개선되려면 당연히 오랜 시간이 필요하다. 면역치료는 최소 3~5년 동안 유지해야 하기 때문에 신중하게 시작해야 한다. 또한 부작용이 있을 수 있으므로 반드시 알레르기를 전문으로 하는 의사에게 치료받아야 한다.

▌ 코 세척

코 세척은 알레르기비염의 비약물적인 보조치료로 비염 증상 개선 및 약물 사용 감소의 효과가 있다. 코 점막에 붙은 알레르겐과 각종 염증물질을 씻어주고 점액으로 엉킨 점막섬모들의 기능을 향상시켜주기 때문인 것으로 알려져 있는데, 특히 미세먼지나 꽃가루가 많은 계절에 도움이 된다.

코 세척을 할 때 주의할 점은 반드시 생리식염수(체액과 같은 염분 농도의 수액)를 사용해야 한다는 것이다. 간혹 죽염을 임의로 적당히 물에 타서 사용하거나 소독 효과가 더 좋을 거라고 생각하고 짠 소금물을 사용하는 분들이 있는데 큰 오산이다. 코 점막은 매우 예민하고 약해서 고농도의 소금물에 장기간 노출되면 손상될 수 있다. 요즘은 약국에서 코 세척 용기와 일회용 생리식염수를 쉽게 구할 수 있다.

대학생 경완 씨는 늘 코가 막혀 있다. 목에 뭔가 걸려 있는 것 같은 이물감에 억지로 기침을 해서 빼내려 해봐도 효과가 별로 없다. 코로 숨을 쉬지 못하고 입으로 숨을 쉬다 보니 입 안이 자주 마르고 밥을 먹을 때 숨이 차 너무 불편하다. 알레르기 피부검사를 통해 집먼지진드기가 알레르기비염의 가장 강력한 원인이라는 진단을 받았고, 병원에서 처방해주는 대로 약물치료도 하고 있지만 코막힘 증상은 좋아지지 않는다. 숨을 제대로 쉬지 못하니 머리도 아픈 것 같고 늘 컨디션이 좋지 않다.

난치성 알레르기비염, 대안은 수술?

알레르기비염에 대한 적절한 약물치료에도 불구하고 코막힘 증상이 호전되지 않는다면 수술을 고려해볼 수 있다. 수술 목적은 비강 내 구조물의 크기를 줄여 코 안을 넓게 함으로써 비염 증상을 호전시키는 것이다. 코뼈가 한쪽으로 많이 휘어져 있는 경우 코 안에 정상적인 공기의 흐름을 방해하여 코막힘 증상을 더 악화시킬 수 있으므로 휘어진 코 뼈를 바로잡는 수술을 고려할 수 있다. 하지만 코 뼈를 바로잡는 수술만 단독으로 시행하는 것은 추천되지 않으며 비강 내 구조물의 크기를 줄이는 수술과 같이 시행하는 것이 추천된다. 수술로 코 안이 넓어지는 효과뿐 아니라 스테로이드 코 스프레이 사용을 용이하게 함으로써 알레르기비염 치료 효과를 높일 수 있다. 그러나 수술적 치료만으로 비염이 완치된다고 생각하면 안 된다. 수술적 치료는 코막힘 증상에 대해서는 매우 효과적이지만 수술 이후에 지속적인 약물치료 없이 방치하면 염증이 심해져 다시 증상이 악화된다. 따라서 수술적 치료는 꾸준하고 지속적인 비염 약물치료를 유지하면서 꼭 필요한 순간에 고려하는 것이 바람직하다.

우리 일상의 적들, 알면 이길 수 있다

여러 가지 분류 방법이 있지만 전통적으로 알레르기비염은 크게 특정 계절에만 증상이 발생하는 '계절성 알레르기비염'과 일 년 내내 증상이 있는 '통년성 알레르기비염'으로 나눌 수 있다.

통년성 알레르기비염의 가장 흔한 원인은 집먼지진드기이며 계절성 알레르기비염의 가장 흔한 원인은 꽃가루이다. 알레르겐이 되는 꽃가루는 계절에 따라 다른데 봄은 나무 꽃가루, 여름은 잔디 꽃가루, 가을은 잡초 꽃가루가 그 원인이다. 꽃가루에 의한 알레르기 비염은 꽃가루가 날리는 계절이 지나가면 증상이 없어진다.

▎전 세계에서 가장 흔한 알레르겐 _집먼지진드기

우리나라에서 많이 발견되는 집먼지진드기는 북아메리카 집먼지진드기와 유럽 집먼지진드기이다. 크기는 0.4mm 정도로 대부분의 진드기류처럼 8개의 다리를 가지고 있다.

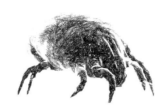

확대하여 본 집먼지진드기의 모양

집먼지진드기는 25℃ 습도 80%, 즉 습하고 따뜻하며 먼지가 많은 곳에서 가장 잘 번식하며 사람의 피부에서 떨어지는 각질과 비듬을 먹고 살기 때문에 침대 매트리스, 이불, 카펫, 천으로 된 소파, 옷 등에 많다. 먼지 1mg당 100마리 이상 있으면 알레르기 질환을 일으킬 위험이 높다. 온도가 섭씨 70℃ 이상이거나 영하 17℃ 이하에서는 살 수가 없으며 상대습도가 60%로 떨어지는 경우 번식을 못하고 40~50% 이하에서는 하루 안에 죽는다. 따라서 알레르기 관리에 최적의 환경은 실내온도 20~22℃, 습도 40~50%이다.

우리나라는 과거 주택의 구조가 온돌이고 겨울이 비교적 길고 건조하여 진드기의 번식에 부적합하여 겨울철 집먼지진드기의 농도가 낮았지만, 수거 형태가 난방이 실 싯둬신 이피드로 번피히서 일년 내내 적당한 습도와 온도가 유지됨에 따라 겨울에도 진드기가 번식하기 좋은 환경으로 변화했다. 현재 집먼지진드기는 일 년 내내 알레르기 증상을 일으키는 주요 원인이다.

집 안 집먼지진드기의 농도를 낮추기 위해서는 실내 습도를 50% 이하로 줄이고 이불, 요, 침대 매트리스의 커버, 베개커버, 담요는 주 1회 섭씨 55℃ 이상의 뜨거운 물로 세탁하며, 햇볕이 좋은 날은 두 시간 이상 널어두는 것이 좋다. 실내에서 카펫이나 천으로 씌운 가구, 커튼은 사용하지 않는 것이 좋으며, 봉제완구나 인형 등은 없애는 것이 좋다.

또한 집 안을 자주 청소하여 먼지가 없는 환경을 유지해야 한다. 청소는 먼지가 많이 날리지 않도록 물걸레나 진공청소기를 이용하고, 진공청소기를 이용하는 경우 청소기에 흡입된 집먼지진드기 등의 원인물질이 다시 새어 나오지 못하도록 특수 필터(헤파 HEPA 필터)가 장착된 것을 사용하는 것이 효과적이다. H14 등급의 헤파 필터는 0.3μm 크기를 99.98% 차단하는데, 그렇다고 해서 헤파 필터가 청소기, 공기청정기 등의 제품에 적용되었을 때도 그 정도의 실질 효율이 보장되는 것은 아니다. 그 이유는 필터를 감싸고 있는 프레임이나 제품에 들어가는 부품 사이 간격 또는 제품 케이스 사이의 간격이 존재하기 때문이다. 이러한 이유로 실질 효율은 약

50~95% 정도이므로 헤파 필터를 사용하는 제품을 구매할 때는 필터의 등급은 물론 제품의 내구성이나 차단율을 꼼꼼히 따져보아야 한다.

또한 아무리 노력해노 청소를 하면 먼지가 날리기 마련이므로 집먼지진드기에 알레르기가 있다면 그 사람은 다른 곳으로 피해 있는 것이 좋다.

집먼지진드기 잡는 헤파 필터

헤파(HEPA) 필터는 High Efficiency Particulate Air 필터의 약자로 0.3μm의 미세먼지까지 차단하는 고성능 공기정화 필터이다. 통상 H10~H14 단계로 나누어지며 숫자가 높을수록 더 작은 미세먼지까지 걸러준다. H14 등급의 헤파 필터는 0.3 μm 크기를 99.98% 차단한다.

▌ 알레르기를 유발하는 꽃가루는 따로 있다

꽃가루는 수꽃술의 가루로 30~50μm 정도의 크기로 눈에 보이지 않는다. 대기 중에는 여러 식물에 의해 만들어지는 꽃가루가 존재하지만 모든 꽃가루가 알레르기 질환을 일으키는 것은 아니다. 식물은 수정 방법에 따라 충매화와 풍매화로 나누어지는데 그중 풍매화가 알레르기를 일으킨다. 풍매화는 꽃가루가 작고 가벼우며 꽃가루의 양이 많아 바람에 의하여 꽃가루가 날리게 되면 공기 중에 떠 있다가 사람의 코 점막에 붙어 알레르기비염의 원인이 된다. 우리나라에서 알레르기비염을 유발하는 꽃가루로는 주로 봄에 꽃가루를 날리는 나무 꽃가루, 주로 여름에 꽃가루를 날리는 잔디 꽃가루, 가을에 꽃가루를 날리는 잡초 꽃가루가 있다.

꽃가루는 기온이 높고 맑은 날 잘 퍼지는데, 강한 바람보다는 초속 2m 정도의 약한 바람이 불 때 공중으로 높이 떠올라 멀리 퍼지기 때문에 봄바람이 살랑살랑 불 때 농도가 더 높다. 오리나무, 자작나무, 너도밤나무, 참나무 등이 대표적인 봄철 꽃가루 공급원이다. 꽃가루 나무는 주로 3월 초부터 날리기 시작해 3~5월 초에 공기 중에 많다. 그러나 모든 풍매화가 알레르기비염을 일으키는 것은 아니다. 대표적인 예가 소나무인데, 봄 꽃가루 하면 소나무 꽃가루를 떠올릴 정도로 주변에서 흔히 관찰되지만 실제로 소나무 꽃가루알레르기는 드물다. 5~6월에 주로 날리는 하얀 솜털은 버드나무나 플라타너스 나무의 씨가 바람에 잘 퍼지도록 털이 붙어 있는 것으로 꽃가루가 아니며 알레르기 질환의 원인도 아니다. 대표적인 가을철 꽃가루 공급원으로는 돼지풀, 산쑥, 환삼덩굴이 있으며 9~10월에 많이 날린다. 전 세계적으로 가장 많은 알레르기를 일으키는 꽃가루는 자작나무 꽃가루이며 우리나라의 경우는 참나무, 돼지풀 꽃가루알레르기가 많다.

알레르기 질환의 원인이 되는 꽃가루는 바람을 타고 중국에서 우리나라로 내려올 정도로 멀리 이동할 수 있어 당장 집 주위에 나무들이 없더라도 얼마든지 문제를 일으킬 수 있다. 우리나라의 경우 제주도를 제외하고 거의 전 지역이 같은 꽃가루 영향권에 있다.

기상청에서는 미세먼지와 대기오염 상태뿐만 아니라, 4월부터 10월에 꽃가루 농도 위험지수를 제공한다. 꽃가루알레르기가 있는 사람은 기상청의 위험지수를 참고하면 좋다. 꽃가루 농도 위험지수는 '매우 높음', '높음', '보통', '낮음'의 네 단계로 구분되며, 대개의 꽃가루알레르기 환자들이 '높음' 이상에서 증상을 나타낸다.

꽃가루	1월	2월	3월	4월	5월	6월	7월	8월	9월	10월	11월	12월
나무		▬▬▬▬▬▬										
잔디				▬▬▬▬▬▬▬▬								
잡초								▬▬▬▬▬▬				

우리나라의 꽃가루 발생 시기

위험지수가 '높음' 이상인 경우 창문을 잘 닫아 외부에서 꽃가루가 실내로 들어오는 것을 차단하고 외출을 자제해야 한다. 꼭 외출을 해야 한다면 미세한 먼지를 막을 수 있는 마스크를 쓰고 안경이나 선글라스 등으로 얼굴이나 피부, 눈 등을 가리고 꽃가루가 달라

붙기 쉬운 니트나 털옷은 피한다. 운전을 할 때는 외부 공기가 유입되지 않도록 실내 순환을 하고, 창문을 열지 않도록 한다. 외출에서 돌아오면 집 밖에서 옷을 털고 들어가고 집에 들어가면 바로 세수나 샤워를 해야 한다. 식염수로 코 안을 세척하는 것도 염증을 줄이는 데 도움이 된다.

34세 민희 씨는 반려견 뭉치를 가족처럼 사랑한다.
초등학교 때부터 봄에 콧물, 코막힘, 재채기 증상이
있었지만 일상생활에는 크게 지장이 없었고 심한 경우
약국에서 약을 사먹으면 증상이 금방 좋아졌다. 중학생
소녀시절부터 강아지를 키우고 싶었지만 강경하게
반대하시는 부모님 때문에 키우지 못하다가 결혼하고
드디어 반려견을 들였다. 남편도 강아지를 좋아해서
뭉치와 함께 행복한 시간을 보낸 지 3년, 그런데
웬일인지 올 봄부터는 재채기 콧물이 심해져 하루 종일
콧물을 닦아야 하고 거기에 아침에는 눈물까지 난다.
열이 나는 것 같고 숨도 쉬기가 힘들고 코가 막혀
잠자기도 힘들 지경이 되었다. 병원에 갔더니 강아지
때문이라며 뭉치를 키우지 말라고 한다. 사랑하는
뭉치와 정말로 헤어져야 하는 걸까?

반려동물,
정말 키우면 안 되는 걸까?

반려동물을 키우는 사람들이 많아지면서 민희 씨처럼 동물에 대한 알레르기 질환도 증가하는 추세이다. 대표적인 반려동물이 개와 고양이인데, 특히 고양이 알레르겐의 경우 항원성*이 매우 심해서 내가 직접 고양이를 키우지 않아도 영향을 받을 수 있다. 예를 들어 회사 동료가 집에서 고양이를 키운다면 회사에서만 만나는 그 동료 때문에 나의 알레르기 질환이 나빠질 수 있으며, 이사를 간 경우 이전에 살던 사람이 고양이를 키웠다면 몇 달 동안은 알레르기 증상이 심해져서 고생할 수 있다.

여러 번 강조하지만 알레르기 질환은 원인이 되는 알레르겐을 '피하는' 것이 가장 좋은 치료 방법이다. 반려동물인 개와 고양이에 반응하는 알레르기 질환은 개와 고양이의 피부에서 떨어지는 비듬과 털, 소변과 타액에 의해서 생긴다. 물론 반려동물들도 사람의 피부에서 떨어지는 인설과 털에 의해 알레르기 질환이 발생한다. 서로에게 알레르기를 일으킬 수 있다는 이야기다.

반려라는 호칭이 붙을 정도로 가깝고 아끼는 존재인 만큼 거의 모든 환자들이 반려동물과 절대로 헤어질 수 없다고 한다. 이 경우 적극적으로 약물치료를 하면서 반려동물과 함께 해야 한다. 궁극적으로는 면역치료를 통해 반려동물에 대한 알레르기반응이 나타나지 않도록 하는 것이 최선의 방법이다. 또한 이에 병행하여 반려동물의 털을 깎아 원인물질에 노출되는 것을 최대한 줄여주고 자주

* 외부의 알레르겐에 대항하여 우리 몸에서 항체(알레르겐에 대항하기 위해 생성된 물질)를 만들고 반응하게 하는 성질.

목욕시켜 피부에서 떨어지는 비듬의 농도를 최소화하여야 한다. 침실에 들어오지 못하도록 하는 것은 물론이고 가능한 단단한 바닥재가 깔려 있고 환기가 잘되는 곳에 자리를 잡아주는 것이 좋다. 그리고 지금 키우고 있는 반려동물 외에 다른 동물은 더 이상 키우지 않도록 한다.

비타민 D가 알레르기비염을 예방한다?

알레르기비염과 관련이 많은 영양소로는 비타민 D를 들 수 있다. 2009년 국민건강영양조사 자료를 바탕으로 한 연구에서 18세 이상 한국인 성인 8,012명을 대상으로 혈중 비타민 D 수치와 알레르기비염의 상관관계를 분석한 결과 알레르기비염 환자군은 정상인보다 비타민 D 수치가 유의하게 낮아 혈중 비타민 D 수치가 낮을수록 알레르기비염 발생 위험이 높을 가능성을 시사했다.

비타민 D는 햇볕을 쪼이면 피부에서 합성이 된다. 자외선 차단제를 바르지 않고(바르고 노출하면 소용없다) 매일 30분 정도 피부를 햇볕에 노출시키면 정상적인 비타민 D 체내 농도를 유지할 수 있다. 그러나 30분 이상 햇볕에 노출되는 것을 반복하면 피부암, 노화 등의 위험이 증가하므로 30분을 넘지 않도록 해야 한다. 물론 얼굴은 자외선 차단제를 꼭 바르고 가능한 팔 다리 부위를 넓게 노출하는 것이 좋다. 하지만 현실은 그리 녹녹하지 않다. 아침에 출근하면 저녁에야 집에 들어오고, 낮에는 주로 실내에서 생활을 하는 현대인들에게 '매일 30분 햇볕 쬐기'는 쉬운 일이 아니다. 그렇다면 창문 안에서 햇볕을 쪼이는 것은 효과가 있을까? 답은 '효과 없음'이다.

우리 국민 80%는 비타민 D가 부족하다고 한다. 비타민 D는 등 푸른 생선에 많이 포함되어 있지만 식품을 통한 섭취만으로는 부족할 수 있기 때문에 보충이 필요하다. 하지만 앞서 말했듯이 비타민 D를 보충하는 것이 알레르기비염의 증상을 바로 개선시키지는 않다는 점을 명심해야 한다.

햇빛을 보면 재채기가 나오는 알레르기?

어두운 곳에서 갑자기 직사광선에 노출되면 코가 간질거리고 재채기가 나오는 사람들이 있는데 이를 '아츄ACHOO증후군'이라고 한다. 아츄증후군은 '상염색체우성유전자가 일으키는 돌발성태양시각증후군Autosomal dominant Compelling Helio-Ophthalmic Outburst syndrome'의 약자로 전 세계 18~35%의 사람들에서 나타나는데, 햇빛 외에도 형광등이나 인공 불빛에도 증상이 생길 수 있다. 아츄증후군의 원인에 대해서는 여러 가설이 있지만 결론적으로 알레르기 질환은 아니고 뇌신경 교차 부위에서 반사가 잘못 일어나는 것이다. 강한 빛이 눈으로 들어가면 시각 자극이 시신경을 타고 전달되다가 삼차신경과 교차 부위에서 합선이 일어나면서 코를 자극해 재채기가 유발된다. 아츄증후군은 상염색체 우성유전이기 때문에 부모 중 한 명만 있어도 자녀의 3/4에서 생길 수 있다.

임신 17주인 경희 씨는 초등학교 때부터 재채기와 콧물을 늘 달고 살았지만 아침에 일어나 재채기 몇 번 하고 코를 한두 번 풀고 나면 하루 종일 큰 불편함이 없었기에 특별한 치료 없이 지내왔다. 임신 초기 심한 입덧으로 고생을 했는데 2~3주 전부터는 입덧도 좋아지고 컨디션이 나쁘지 않았다. 그런데 재채기와 콧물이 심해지면서 하루 종일 불편을 느끼는 것은 물론 기침도 하기 시작했다. 기침이 한번 시작되면 콜록콜록 배가 당길 정도이다. 임신 중에 약을 쓰면 아기에게 나쁘다고 하는데 배가 당길 정도로 기침을 하니 그것도 아기에게 좋을 것 같지 않아 걱정이 된다.

알레르기비염 치료, 임신 중에도 가능하다

알레르기비염이 있는 경우 임신 중에 증상이 심해질 수도 있고, 증상의 변화가 없거나 호전되기도 한다. 또 임신 중에 처음으로 비염 증상을 경험하는 경우도 있다. 임신 중 약물치료는 엄마와 아이에게 미치는 득과 실을 고려하여 신중하게 해야 한다.

약물치료는 일반적으로 임신 첫 12주 동안은 자제하는 것이 좋다. 태아의 기관 발달에 영향을 줄 수 있기 때문이다. 그러나 그 이후 기간에는 증상에 따라 안전하게 사용할 수 있는 약제가 있으므로 알레르기 전문의와 상의하여 치료해야 한다.

면역치료의 경우 임신 전에 시작했다면 계속 유지하지만 임신 중에는 알레르겐의 용량을 증가시키거나 새로운 알레르겐 면역치료를 시작하지 않는다.

임신 중에도 안전하게 할 수 있는 비약물적 치료 방법이 있는데, 그중 코 세척은 효과적이고 안전하여 우선적으로 고려할 수 있다.

알레르기비염 치료, 모유수유 중에도 할 수 있다

모든 1세대, 2세대 항히스타민제는 모유를 통해 극소량 전달되지만 수유 중인 영아에게 부작용을 일으킬 정도는 아니므로 안전하게 사용할 수 있다. 스테로이드 코 스프레이도 영아에서 위험을 증가시키지 않는 것으로 알려져 있다. 이렇듯 수유 중에도 알레르기비염을 치료할 수 있는 안전한 약제들이 있으므로 참지 말고 알레르기 전문의와 상의하면 된다. 또한 모유수유 직후 약을 먹는 것이 영아에 대한 약물 노출 위험을 최소화할 수 있는 방법이다.

알레르기비염은 왜 아침에 재채기가 많이 나올까?

알레르기비염은 코 점막이 매우 예민해진 상태로 기온 차에 쉽게 영향을 받는다. 수면 중 체온이 높아져 있다가 아침에 찬 공기에 노출되면 코 점막이 자극을 받아 재채기, 콧물이 발생하는 것이다. 또한 알레르기 염증은 체내 스테로이드 호르몬의 변동과 자율신경계의 영향을 받는데, 밤에는 체내 스테로이드 호르몬과 교감신경의 활성이 감소하고 부교감신경이 활성화되어 알레르기 염증이 상대적으로 악화될 수 있다. 이렇게 밤 동안 비염이 악화되어 아침에 증상이 심하게 나타나는 것이다.

이것만은 기억하세요!

1. 알레르기비염은 코 점막의 만성적인 알레르기 염증이 원인으로 발작적인 재채기, 맑은 콧물, 코막힘, 가려움증의 증상을 특징으로 한다.

2. 코감기 증상이 열흘 이상 지속되면 알레르기비염을 의심해야 한다.

3. 알레르기비염의 치료에는 원인이 되는 알레르겐을 찾아 회피하는 회피요법, 콧속 염증을 치료하는 약물치료와 체질 개선을 통해 완치를 기대할 수 있는 면역치료가 있다.

4. 알레르기비염을 치료하지 않으면 생명에 지장은 없으나 삶의 질이 매우 떨어진다. 적절한 치료와 관리로 정상적인 생활을 유지할 수 있으며 치료 효과는 매우 좋은 편이다.

3장

천식

강아지를 사랑하는 33세 수의사 천규 씨는 주말이면
꼭 야외에 나가는 자전거 마니아다. 작년부터 감기만
걸리면 가슴이 답답하고 밤에 숨소리가 쌕쌕거리는 것을
느끼게 되었는데, 최근에는 운동을 하면 숨이 많이 차서
좋아하는 자전거도 잘 타지 못하고 있다. 운동을 못 하니
체중이 늘지 않을까 하는 새로운 걱정거리도 생겼다.
천규 씨는 인근 병원에서 집먼지진드기와 강아지 털에
알레르기가 있고 폐 기능이 정상인의 50% 정도밖에
되지 않는다고 들었다. 천식의 가능성이 커 보인다는데
정말일까? 천식과 알레르기는 무슨 관련이 있고 앞으로
치료는 어떻게 해야 하는 걸까?

천식을 의심해보아야 하는 시기와 검사법

▌감기에 걸렸다고 누구나 숨이 찬 것은 아니다

천식을 뜻하는 영어 단어 Asthma의 기원은 호메로스의 〈일리

아드〉에서 숨을 헐떡이는 전쟁 영웅을 묘사하기 위해 사용된 그리스어 $\alpha\sigma\theta\mu\alpha$이다. 기원전 450년경 히포크라테스는 매우 힘들게 쉬는 숨을 '천식'으로 표현하고 가을에 악화되며 중년에서 잘 나타난다고 기술하였다. 이렇게 '천식'은 질환보다는 숨을 쉬기 힘들다는 증상을 나타내는 용어로 오랫동안 사용되었다. 기침과 가래를 의미하는 우리나라의 해소(혹은 해수咳嗽)가 천식과 비슷하다. 알레르기 면역반응에 의한 기도의 만성 염증이라는 천식의 원인이 밝혀지고 흡입치료가 널리 보급된 것은 최근 20~30년의 일이다.

천식을 일으키는 원인물질(알레르겐)으로는 생활 환경에 흔히 존재하는 집먼지진드기, 동물 털, 꽃가루, 곰팡이 등이 대표적이다. 알레르기 체질인 사람이 알레르겐을 흡입하면 면역반응이 나타나서 기관지가 붓고 외부 자극에 예민해져 증상이 나타나게 된다. 좁아진 기관지로 숨을 쉬니 휘파람 소리와 유사하게 쌕쌕 소리가 나고 가슴이 답답하고 숨이 차다. 호흡곤란, 쌕쌕거리는 숨소리(천명), 기침이 천식의 중요한 3대 증상이다.

최근 천식이 전 세계적으로 증가하는 경향을 보이는 것은 공해 문제, 주거 식생활 형태의 변화, 새로운 알레르겐의 증가 등이 원인으로 생각된다. 예를 들면, 주거 환경의 변화로 소파, 침대, 카펫 등을 사용하는 가정이 증가하고, 실내에서 반려동물을 기르는 경우가 늘어나면서 주요 알레르겐인 집먼지진드기, 동물 털 등에 지속적으로 노출되는 기회가 많아지게 되었다. 돼지풀 꽃가루는 원래 유럽과

아메리카 지역의 주요 알레르겐이었으나, 그 씨가 전파되어 요즈음에는 우리나라에서도 주요 알레르겐이 되었다.

기관지는 찬 공기, 먼지, 강한 냄새, 담배 연기, 운동, 스트레스, 감기 등에 의해 심하게 좁아진다. 감기에 걸리면 기침을 할 수는 있어도 숨이 차거나 쌕쌕거리는 숨소리가 나는 경우는 드물다. 이런 증상이 자주 나타난다면 천식을 의심해보아야 한다.

이럴 때는 천식을 의심하자

- 반복적으로 호흡곤란과 쌕쌕거리는 숨소리, 기침, 가슴 답답함이 나타날 때
- 증상이 특히 밤에 발생하거나 나빠지며, 이로 인해 잠에서 깸을 깰 때
- 증상이 계절에 따라 나타나거나 심해질 때
- 알레르기비염, 아토피피부염 등 다른 알레르기 질환이 함께 있을 때
- 천식 등 알레르기 질환의 가족력이 함께 있을 때
- 감기에 걸리면 숨이 차거나 쌕쌕거리는 숨소리가 자주 나타나고 오래 지속될 때

- 특정 인자(반려동물, 화학약품, 온도 변화, 알레르겐, 아스피린이나 베타차단제와 같은 약물, 운동, 꽃가루, 바이러스성 호흡기 감염, 흡연, 대기오염, 스트레스)에 노출되면 호흡곤란과 쌕쌕거리는 숨소리, 기침, 가슴 답답함이 발생하거나 악화될 때

▌천식이 의심될 때 시행하는 검사

알레르기 피부반응검사는 우리 주변에서 흔히 존재하는 알레르겐에 대해 면역반응을 보이는 체질인가를 평가하는 검사이다. 집먼지진드기, 꽃가루, 강아지 털과 같은 알레르겐을 피부에 떨어뜨리고 바늘로 '따끔'하게 찌른 후 15분 정도 기다리면 모기에 물린 것처럼 부풀어오르고 주변이 붉게 변하는데 이때 양성으로 판단한다. 천규 씨의 경우 집먼지진드기와 강아지 털에 대해 면역반응을 일으킬 수 있는 체질이며 이런 체질을 아토피라고 부른다.

폐 기능검사는 있는 힘껏 공기를 마신 후 얼마나 많이 불어낼 수 있는지 확인하는 검사이다. 천식이 심해 기관지가 좁아지면 불어 낼 수 있는 공기의 양이 적어지므로 폐 기능이 저하된다. 보통 온 힘을 다해 1초 동안 불어낸 공기의 양(1초간 최대 호기량)을 같은 나이의 정

상인이 불어낼 수 있는 공기의 양과 비교하여 평가한다. 천규 씨의 경우 1초 동안 정상인의 절반밖에 공기를 불어낼 수 없었으며 그것은 그만큼 천식이 심해 기관지가 좁아져 있다는 의미이다.

천식 진단을 위해 기관지가 예민한지 아닌지를 확인하는 것도 도움이 된다. 다쳐서 부어오른 피부는 옷깃만 스쳐도 소스라치게 아픈 것처럼 천식 환자의 경우 정상인에게는 문제가 되지 않는 담배 연기, 먼지, 에어컨 등의 외부 자극이 기관지를 좁아지게 만든다. 메타콜린 기관지유발검사는 예민한 기관지를 확인하는 검사로, 이 검사 결과가 양성이면 천식을 의심해볼 수 있다.

천식에 대한 오해와 치료법

▌천식은 면역력이 떨어져서 생기는 병?

면역력이란 세균이나 바이러스와 같은 외부 병원균으로부터 우리 몸을 지키는 방어기전이다. 천식이 면역 질환이므로 면역력이 떨어져서 천식이 생긴다고 생각하는 사람이 많다. 그러나 천식 환자들은 세균이나 바이러스가 아닌 알레르겐(대부분 우리 주변에 매우 흔하고 일반인들은 접촉해도 문제가 되지 않는 물질이나)에 대해 예민하게 면역반응을 일으키는 경우이므로 면역력이 떨어졌다기보다 특정 알레르겐에 대해 비정상적으로 증가해 있다고 표현하는 것이 더 정확하다. 그러나 기관지를 구성하는 세포가 알레르기 염증의 영향을 받아 호흡기 감염에 걸릴 수 있으며 치료제로 사용하는 흡입 스테로이드가 기관지 내의 국소적 면역력을 떨어뜨려 폐렴에 걸릴 수 있다는 일부 보고도 있다. 일반적으로 천식 환자에게는 매년 독감 예방접종이 권장된다. 또한 소아와 노인 및 중증 천식 환자 등 중증의 폐렴구균 질환에 걸릴 위험이 높은 환자는 폐렴구균 예방접종을 고려해볼 수 있다.

▌흡입기 꼭 필요한가요?

천식의 치료에서 중요한 것은 기관지 알레르기 염증 치료로, 가장 효과적인 약물이 스테로이드이다. 천식 환자를 위한 스테로이드 제제는 대부분 흡입약으로 만들어져 있는데 낯선 특수 기구를 이용해야 하기 때문에 먹는 약으로 바꾸고 싶어하는 환자가 많다. 때로는 흡입약이 스테로이드 성분이라는 것을 알고 거부감이 들어 사용을 꺼리는 환자들도 있다. 하지만 흡입약은 알레르기 염증이 있는 기관지로 직접 약을 전달할 수 있으므로 훨씬 더 작은 용량으로 도 효과적으로 염증을 치료할 수 있고, 먹는 약을 오래 사용해서 나타날 수 있는 부작용을 줄여 장기간 사용해도 안전하다는 장점이 있다. 손 끝 상처에 항생제 연고를 바르는 것이 먹는 항생제보다 때로는 더 효과적인 것과 비슷하다.

특히 천식 치료는 감기 치료처럼 단기간에 끝나는 것이 아니라 장기간 꾸준히 지속되어야 하므로 스테로이드를 오래 복용할 경

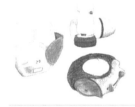

분말건조흡입기
스스로의 힘으로 빨아들이는 흡입기로 약이 건조 분말 형태로 되어 있다. 비교적 사용하기가 쉽다.

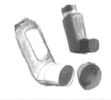

정량식 흡입기
누르면 약이 섞인 분사액이 일정량씩 뿜어 나온 다. 누르는 동작과 숨을 들여 마시는 동작이 잘 맞 아야 흡입되므로 연습이 필요하다.

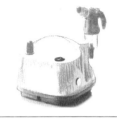

연무흡입기
액체 형태의 약을 넣으면 연무 형태로 뿜어져 나 와 편하게 숨을 쉬듯 마시면 된다. 천식 증상이 심 하거나 흡입기 사용에 익숙하지 않은 어린이, 노 인에게 적합하다.

천식에 사용하는 흡입기의 종류

우 체중 증가, 혈압과 혈당 상승, 골다공증 발생과 기타 전신 부작용을 조래할 수 있다. 그래서 스테로이드를 보다 안전하게 소개 시용할 수 있는 방법을 고안한 것이 흡입약이라고 생각하면 되겠다. 물론 처음에는 흡입약 사용법에 익숙해지기 위한 연습과 시간이 필요하다. 흡입 스테로이드에 의해서도 목소리가 가라앉거나 입 안 백태와 같은 국소 부작용이 나타날 수 있지만 전신 부작용에 비하면 매우 경미한 편이다. 국소 부작용은 흡입기 사용 후 입을 잘 헹구면 예방할 수 있다.

물론 천식 증상이 심해 흡입약을 사용하기 어려운 경우 짧은 기간 먹는 약을 사용할 수도 있다. 흡입기를 사용하기 어려운 소아나 노인 천식 환자에서 흡입 스테로이드 대신 항류코트리엔제와 같은 먹는 약이 처방되기도 한다. 최근에는 증상이 심한 천식 환자를 치료하기 위한 주사약도 개발되어 사용되고 있다. 알레르기 면역반응과 염증을 일으키는 IgE 항체 혹은 호산구를 줄이는 주사약으로 기존 약을 사용함에도 증상이 지속되고 자주 급성 악화가 나타나는 천식 환자들의 치료에 새로운 빛이 될 것으로 기대된다.

한동안 보이지 않던 천규 씨가 6개월 만에 다시 외래를 방문했다. "그사이 불편하지 않아서 마시는 약을 중단했는데… 일주일 전에 감기 걸리고 또 숨이 차요." 천규 씨의 폐 기능은 처음처럼 떨어져 있었다. 다시 증상이 나빠져서 그런지 이번에는 천규 씨도 질문이 많다. "이 약 평생 써야 하나요? "요즘은 강아지 치료할 때 가슴이 답답하고 기침이 자꾸 나와요…. 혹시 강아지 털이 천식을 일으킬 수도 있나요? 그럼 어떻게 하지요? 난 수의사인데…"

▌증상이 없어도 염증은 남는다 _꾸준한 치료가 필요한 천식

천식 치료용 흡입약은 크게 기관지를 확장시켜 증상을 호전시키는 증상완화제(속효성 기관지확장제)와 알레르기 염증을 치료하는 질병조절제(흡입 스테로이드)로 나뉜다. 증상완화제는 알레르겐 노출이나 감기 등으로 증상이 나빠질 때 일시적으로 사용하는 응급약이고 질병조절제는 증상에 관계없이 평소에 꾸준히 규칙적으로 사용한다. 가끔 감기약처럼 증상이 호전되면 천식 치료제를 중단해버리는 환자가 있다. 또는 먹는 약보다 흡입하는 약이 효과가 빨리 나

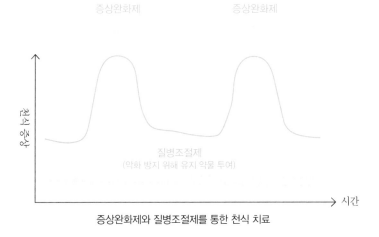

증상완화제와 질병조절제를 통한 천식 치료

타나지 않는다고 생각하여 중단하기도 한다. 질병조절제는 효과가 금방 나타나지 않지만 장기간 꾸준히 사용할 때 그 진가를 발휘한다.

천식 환자들은 일상생활에서 천식을 일으키는 알레르겐에 계속 노출될 수 있기 때문에 평소에 천식의 근본 원인인 기관지의 알레르기 염증을 잘 관리해야 갑작스런 증상 악화를 예방할 수 있고 나이가 들면서 폐 기능이 더 나빠지는 것을 막을 수 있다. 이는 당뇨병, 고혈압, 고지혈증과 같은 만성질환에서 평생 꾸준한 약물치료를 통한 관리가 필요한 것과 같다. 즉, 증상이 좋아져도 기관지 염증은 남아 있으므로 질병조절제를 지속적으로 사용하는 것이 중요하다.

▌면역치료, 유일한 천식 완치법

보다 근본적으로 천식을 치료할 수 있는 방법들이 꾸준히 모색되어왔으며 그 대표적인 예가 바로 면역치료이다. 면역치료는 원인이 되는 알레르겐을 소량씩 꾸준히 투여하여 우리 몸의 면역체계를 바꿈으로써 알레르기비염, 천식과 같은 알레르기 질환을 호전시키는 치료이다. 보통 4주 간격으로 3~5년 정도 꾸준히 투여한다. 그러나 모든 천식 환자에서 면역치료가 가능한 것은 아니다. 병력 청취와 알레르기 피부검사에서 증상과 관련이 되는 원인 알레르겐이 밝혀져야 한다. 또한 다수의 알레르겐이 동시 원인이 되는 경우도 면역치료를 시행하기 어렵다.

앞서 살펴본 천규 씨의 경우 강아지가 중요한 천식 유발 알레르겐이다. 즉, 알레르기 피부검사에서 강아지 알레르겐에 양성 반응을 보였고 강아지 진료 시 증상이 더 나빠지는 것이 확인되었다. 원인 알레르겐을 피하는 것이 우선이지만 천규 씨의 경우처럼 직업이나 처한 환경상 쉽게 바꿀 수 없는 경우도 있다. "피할 수 없다면 싸워 이겨야 한다"는 말처럼 강아지 알레르겐을 이용한 면역치료를 통해 체질을 바꾸는 것이 수의사인 천규 씨에게는 좋은 치료 방법이 될 수 있다.

천식 환자를 위한 생활의 팁

▌천식 치료에 도움이 되는 음식

천식 치료에 도움이 되는 특별한 음식은 아직 알려져 있지 않다. 다만 기억할 점은 일부 음식이나 첨가물이 천식 증상을 나쁘게 할 수 있다는 것이다. 살리실산salicylic acid, 방부제, MSG(글루탐산모노소디움monosodium L-glutamate), 식용색소(안식향산, 향산염, 황색5호) 등이 특정한 환자에서 천식 증상을 유발하거나 악화시킬 수 있다고 알려져 있다.

감자 가공품, 건새우, 마른 과일, 샐러드, 과일(사과, 토마토, 복숭아, 배), 채소, 레몬이나 자몽 주스, 맥주 등에는 산화방지제나 보존제로 사용되는 설파이트sulfites가 많이 함유되어 있다. 또한 포도주는 자연적 발효 과정에서 생성된 설파이트를 함유하고 있다. 이런 음식을 많이 섭취하면 일부 천식 환자의 경우 기관지가 좁아질 수 있다. 이런 경우를 설파이트과민성천식이라고 부른다. 진통소염제로 많이 쓰이는 비스테로이드성 진통소염제도 천식을 악화시킬 수 있는데, 이를 아스피린과민성천식이라고 부른다. MSG도 드물지만 천식을 악화시킬 수 있다. 대개 섭취 후 1~2시간 후에 나타나지만 12

시간 후에 증상이 나타나기도 한다. 치즈, 토마토, 버섯 등에도 천식 증상을 악화시키는 유리 글루탐산free glutamate이 많이 포함되어 있다.

그러나 사람마다 영향은 다르므로 천식 환자가 무조건 이런 음식을 먹지 말아야 하는 것은 아니다. 이런 음식을 기억해두고 만일 섭취 후 천식 증상이 나빠지는 것이 반복된다면 그때는 주의하도록 하자.

▌천식 환자를 위한 실내 공기 오염 관리법

실내 공기의 주요 오염원은 활동, 난방이나 요리 중 발생하는 미세먼지, 담배 연기, 새집이나 새 가구에서 발생하는 포름알데하이드를 포함하는 휘발성 유기화합물, 열린 창으로 실외에서 들어오는 미세먼지 등이다. 환기가 부족한 실내에서 복사기, 레이저 프린터, 팩스 등을 사용하는 것도 공기를 오염시키는 원인이 된다. 실내 공기 오염을 줄이는 가장 중요한 방법은 실외 공기의 질이 나쁘지 않은 날(즉 미세먼지, 황사 등이 심하지 않은 날) 창문을 열어 자연 환기를 시키는 것이다. 가스레인지 등으로 요리를 할 때 환기 후드를 꼭 작동시키고 헤파 필터가 부착된 공기청정기를 두는 것도 도움이 된다(헤파 등급에 관해서는 〈2장 알레르기비염〉 참조). 헤파 등급 못지 않게 공기청정기 선택시 중요한 것이 정화 면적과 시간당 환기 수이다. 일반적으로 정화를 원하는 실내 면적(집 전체 평수가 아니라 일반적으로 거실 면적을 기준으로 한다)보다 1.5배 정도 큰 정화 면적을 갖고 시간당 환기 수가 큰 것을 선택하는 것이 추천된다. 또한 헤파 필터는 일정기간 사용 후 교체해야 하므로 필터 비용과 AS의 편리성도 고려하는 것이 좋다.

헤파 필터는 진공청소기 선택에도 중요한데, 청소 중 미세먼지가 다시 배출될 수 있으므로 배출구에 헤파 필터와 페이퍼백이 부착된 진공청소기가 추천된다. 진공청소기의 흡입 성능을 나타내는 AW$_{AirWatt}$가 클수록 청소 헤드를 더 빨리 움직여도 먼지들을 잡아 올릴 수 있기 때문에 청소를 빨리 마칠 수 있다. 보통 마룻바닥은 80~100AW, 카펫, 자동차 실내 청소 등에는 200AW 이상의 흡입 능력이 필요하다.

새집에 이사 가는 경우 베이크아웃을 하면 실내 휘발성 유기화합물 양을 줄일 수 있다. 베이크아웃은 빵을 굽듯 실내를 굽는다는 의미로 창문을 닫고 30~40℃ 온도로 7시간 이상 보일러 가동 후 2시간 이상 충분한 환기를 3~4회 반복하는 것을 말한다.

미세먼지 먹는 화초, 정말 도움이 될까?

몇 해 전 미세먼지를 없애준다고 언론에 소개되게 크게 인기를 얻은 식물이 있다. 바로 틸란드시아 폭스테일이다. 생긴 모양이 할아버지 수염 같아서 수염 틸란드시아라고도 불리는데 중남미가 원산인 식물로 파인애플과 먼 친척이다. 틸란드시아는 뿌리에 돋아난 미세한 돌기로 공기 중에 떠다니는 먼지를 붙들어 유기물과 수분을 흡수하기 때문에 공기 중 미세먼지를 먹고 산다고 소문이 난 것인데, 사실 양분 흡수를 마친 먼지는 다시 공기 중으로 날려버린다. 따라서 탈란드시아를 걸어두고 먼지가 자연 정화되기를 기대하면 안 되고 한 번씩 먼지를 털어주거나 물로 씻어주어야 한다.

▌ 미세먼지 농도가 높은 날의 생활 수칙

입자 크기가 매우 작은 먼지를 미세먼지Particulate Matter, PM로 부른다. 미세먼지는 다시 지름이 10㎛보다 작은 미세먼지(PM10)와 지름이 2.5㎛보다 작은 미세먼지(PM2.5)로 나뉜다. PM2.5는 사람 머리카락 지름의 약 1/20~1/30에 불과할 정도로 매우 작아 폐를 통해 혈관으로 흡수되어 전신에 영향을 미치므로 PM10보다 더 해로울 수 있다. 미세먼지는 주 접촉 부위인 눈, 코, 피부, 기관지, 폐에 알레르기비염, 알레르기결막염, 피부염, 기관지염, 폐렴 등의 문제를 유발할 수 있다. 특히 천식 환자들에게 미지는 영향은 더 커서 미세 먼지 농도가 높은 날 증상 악화와 응급실 방문 및 입원이 눈에 띄게 증가한다. 또한 미세먼지 영향은 농도가 감소한 며칠 후까지 지속될 수 있으므로 주의해야 한다.

우리나라에서는 PM2.5를 연평균 $25\mu g/m3$, 일평균 $50\mu g/m3$ 미만으로 관리하기 위해 노력하고 있다. 또한 미세먼지 농도를 포함하여 아황산가스, 일산화탄소, 이산화질소, 오존 등 대기오염 자료를 '에어코리아(www.airkorea.or.kr)'를 통하여 실시간으로 제공하며 공기 질을 4단계 등급으로 나누어 각 등급의 국민 행동 요령을 제안하고 있다. 천식 환자의 경우 에어코리아 홈페이지를 통해 미세먼지 현황을 자주 확인하는 것이 좋다.

미세먼지 농도는 일 년 중 여름(7~9월)에 가장 낮고 겨울과 봄에 가장 높은 경향을 보이고, 하루 중에는 아침과 늦은 저녁에 증가하는데 주로 난방과 교통량 증가에 영향을 받는 것으로 생각된다. 따라서 자연 환기를 하고자 할 때에는 오전보다는 오후 시간대를 이용하는 것이 좋다.

미세먼지 농도가 높은 날은 가급적 외부 활동을 줄이고 외출할 때는 얼굴에 꼭 맞는 황사마스크를 착용하며 천식 증상완화제를 가지고 다녀야 한다. 미세먼지는 수분에 잘 흡착되므로 실내 습도를 40~50%보다 높게 유지하고, 청소는 헤파 필터가 장착된 진공청소기를 사용하고 물걸레질로 마무리하는 것이 좋다. 또한 물을 많이 마시면 미세먼지 배출에 도움이 된다고 알려져 있다.

어떤 마스크를 쓸까?

- 보건용 황사마스크에는 KF Korea Filter가 표시되어 있다. 'KF80'은 평균 $0.6\mu m$ 크기의 미세입자를 80% 이상 걸러낼 수 있으며 'KF94', 'KF99'는 평균 $0.4\mu m$ 크기의 입자를 각각 94%, 99% 이상 걸러낼 수 있다. 보통 황사용 마스크는 KF80, 미세먼지용 마스크는 KF94 이상을 의미한다.
- 마스크를 얼굴에 완전히 밀착시키지 않으면 미세먼지가 틈새로 들어오게 된다. 또한 물에 씻으면 미세먼지를 걸러내는 필터 기능이 없어지고, 모양이 변형되어 효율이 떨어진다.
- 일회용이라고 하지만 오염되지 않으면 하루 이틀 정도 사용(착용)하는 것은 문제가 없다. 즉 출근길에 사용한 마스크를 퇴근길에 다시 사용할 수 있다는 의미이다. 황사마스크는 오염이 되거나 오래 사용하면 필터 기능이 약해지고 특히 세탁을 하면 필터가 손상되므로 세탁 후 재사용은 하지 않는 것이 좋다.

- 미세먼지 차단 효과가 큰 마스크를 사용하면 그만큼 촘촘해서 숨쉬기가 어렵거나 불편할 수 있다. 증상이 심한 천식이나 심장 질환자의 경우 호흡곤란을 느낄 수도 있다. 이런 경우 마스크 사용이 정말 도움이 될지 의료진과 상담이 필요하다.

천식을 악화시키는 요인들

천식 증상을 악화시키는 여러 가지 요인들이 있다. 먼저 증상이 호전되면 천식이 완치되었다고 생각하고 약을 자의적으로 중단해서 천식 증상이 나빠지는 경우로, 가장 흔한 요인이다. 약을 중단하지 않아도 흡입하는 약의 사용법을 정확하게 몰라 효과를 보지 못하는 경우도 있다. 이는 특히 나이가 많은 천식 환자에서 증상이 나빠지는 중요한 이유가 될 수 있다. 이런 경우 병원을 방문할 때마다 흡입약의 사용법을 반복적으로 배우는 것이 필요하다.

다음은 약을 제대로 열심히 사용해도 증상이 나빠지는 주요 요인들이다. 이 경우 악화 요인을 알고 가능하면 피하거나 증상완화제를 상비하여 잘 대처하는 것이 중요하다.

대기오염물질

실외뿐 아니라 실내에서 발생하는 자극성 물질인 담배 연기, 땔감용 나무 연기, 방향제, 광택제나 식용유로부터 발생하는 휘발성 유기물질 등이 중요한 대기오염물질로, 천식 증상을 악화시킬 수 있다. 공기 정체 현상(환기가 잘 안 되는 상황)은 일산화탄소및 유기탄소, 미세먼지 등 불연소화합물의 농도를 높이는데, 이들도 증상을 악화시킨다. 또한 대기오염물질은 알레르겐이 기관지를 쉽게 뚫고 들어올 수 있게 만들며, 보다 적은 양의 알레르겐이 흡입되어도 천식 증상이 악화될 수 있는 상황을 만든다.

직, 간접 흡연 또한 직접적인 기관지 자극이나 면역계 변화를통해 천식 증상을 악화시킬 수 있다.

호흡기 감염

바이러스 호흡기 감염은 천식 발생에 관여하기도 하지만, 주로는 천식 증상을 악화시키는 유발 인자로 작용한다.

운동 및 과호흡

운동은 천식 증상 악화를 초래하는 흔한 인자라고 할 수 있다. 운동에 의한 천식 증상의 악화는 호흡을 많이 해서 기관지가 차가워지거나, 수분 증발로 인해 마르기 때문에 발생한다고 알려져 있다. 차고 건조한, 또는 뜨거운 공기를 많이 호흡하는 경우에도 천식이 악화될 수 있다.

기상 변화

영하의 매우 추운 날씨, 높은 습도, 폭풍우 그리고 황사 등도 천식 증상을 악화시킬 수 있다. 특히 폭풍우가 내리치면 하강기류에 의해 꽃가루나 분진이 지상에서 쓸려 올라가 공기 중의 부유 농도가 높아지므로 증상이 악화되기도 한다.

음식 및 약물

앞서 설명한 것처럼 일부 천식 환자에서는 특정 음식, 비스테로이드성 진통소염제와 같은 진통제가 증상을 악화시킬 수 있다.

감정 변화

스트레스도 천식의 악화 요인의 하나로 여겨지며, 격심한 감정 표현시에 과호흡에 의해 기관지 수축이 발생할 수 있다.

천둥, 번개 심한 날 천식 환자 조심!

2016년 11월 21일 호주 멜버른에서 천둥, 번개가 심하게 친 후 천식 증상 악화로 10명이 사망하는 사건이 발생했다. 이를 '번개 천식Thunderstorm asthma'이라고 부르는데 폭우와 번개로 인해 습기를 머금은 꽃가루가 갑자기 터지면서 꽃가루 알레르겐이 공기 중에 다량 퍼지고 여기에 강한 바람, 고온, 습기 등이 더해져 나타나는 현상으로 생각된다. 기후 변화가 알레르기 질환에 미칠 수 있는 심각한 영향을 잘 보여주는 예이다.

천식의 다양한 얼굴들

노인 천식

65세 이상 노인에서도 천식이 나타날 수 있다. 노인 천식은 집먼지진드기나 꽃가루와 같은 알레르겐에 대한 면역반응이 중요한 젊은이 천식과는 조금 다른 이유로 발생하는 것으로 보인다. 그러나 진단이나 치료 면에서는 아직 젊은이 천식과 다르지 않다. 생각보다 노인에서 드물지 않게 발병하는 만큼 "나이 들어 숨차겠지"라고만 생각하지 말고 숨이 찰 때 쌕쌕거리는 소리가 들리거나 감기나 찬 바람, 담배 연기 노출시 증상이 나빠진다면 병원을 방문하여 천식을 확인해보는 것이 필요하다. 노화에 따른 폐 기능, 심장 기능의 저하와 여러 가지 나는 질병을 함께 가진 경우가 많아 노인에서 천식은 좀 더 특별하고 전문적인 관리가 필요하다.

운동유발천식

평소에는 증상이 없다가 운동만 하면 숨이 차고 쌕쌕거리는 소리가 들리는 천식 증상이 나타나는 환자가 있다. 이를 운동유발천식이라고 부른다. 운동을 하면 누구나 숨이 차지만 운동유발천식환자의 경우는 운동을 마치고 15~20분 정도가 될 때 가장 심한 증상이 나타나는 것이 차이점이다. 운동을 하는 동안 차고 건조한 공기가 유입되는 것이 주요 원인으로 생각되고 있다. 따라서 운동유발천식 환자는 차고 건조한 날씨에 운동하는 것을 피하고 충분한 워밍업 후 본 운동을 시작하는 것이 좋다. 작용 시간이 빠른 흡입 기관지확장제를 마시고 시작 30분 정도 후에 운동을 시작하는 것도 도움이 된다.

1   천식은 기침, 천명, 호흡곤란이 반복적으로 나타나
    고 감기나 찬 공기, 담배 연기 노출 등 특정 상황에
    서 나빠진다.

2   알레르기 면역반응에 의한 기관지의 만성 염증 질환
    으로 증상이 호전되어도 꾸준한 치료가 필요하다.

3   증상을 나쁘게 하는 상황을 줄이기 위해 실내 외 환
    경 관리가 필요하다.

4   치료 효과를 높이고 약물유해반응을 줄이기 위해
    기관지로 바로 들어가는 흡입약 사용이 중요하다.

5   꾸준한 관리를 통해 정상적인 생활을 할 수 있다.
    또한 일부 천식 환자는 면역치료를 통해 체질을 바
    꾸어 완치도 가능하다.

4장

만성기침

주부인 수현 씨는 3개월 전 감기에 걸린 이후 계속 기침을 한다. 주로 지하철이나 교회처럼 사람들이 많이 모이는 곳에서 자주 나고 한 번 시작하면 멈추지 않아서 심할 때는 구토가 나올 때도 있다. 밤에는 조용한 곳에 혼자 있어도 기침이 나서 잠을 이룰 수 없다. 병원에서 검사를 해보았지만 모두 정상이라는 이야기만 들었다. 약을 먹으면 조금 효과가 있지만 약을 끊으면 하루 이틀 안에 다시 기침을 한다. 기침을 할 때 코도 막히고 콧물도 흘러서 그냥 감기가 오래간다고 생각했는데 아무래도 너무 오래 지속되는 것 같아 불안하다.

몇 달 동안 기침이 계속된다면 감기가 아니다

감기는 보통 1~2주 안에 좋아지지만 감기의 후유증으로 발생하는 기침은 길게는 두 달(8주)까지도 지속될 수 있다. 하지만 두 달을 넘어가는 기침은 감기로 인한 경우는 거의 없다. 그렇기 때문에 이때는 기침을 유발하는 다른 원인을 찾아야 한다. 이렇게 두 달 이상 하는 기침을 만성기침이라 한다. 만성기침은 결핵이나 폐암 같은 중한 질병에 의해 발생하는 경우도 있지만 소위 발하는 큰 냉이 빈 성기침의 원인이 되는 경우는 극히 드물다. 만성기침의 원인이 되는 질환들은 주로 비염이나 만성 부비동염(일명 축농증), 천식, 위식도역류 질환과 같은 질환들이다. 비염이나 만성 부비동염과 같이 기침을 일으키는 코 질환을 상기도기침증후군upper airway cough syndrome이라고 하는데 상기도기침증후군에 의해서 발생하는 기침이 만성기침의 약 30~40% 정도 되는 것으로 알려져 있다. 천식으로 인한 만성기침은 전체 만성기침의 약 10~40% 정도이고 위식도역류 질환에 의한 경우는 대략 20% 내외로, 이들 세 가지 질환이 대략 만성기침의 원인의 7~80% 이상을 차지한다.

기침은 인체의 방어기전인가, 병인가?

기침은 왜 나는 것일까? 기침은 원래 해로운 자극으로부터 기관지와 폐를 보호하기 위한 인체의 정상적인 방어기전이다. 예를 들어 음식을 먹다가 사레가 들렸다고 생각해보자. 음식물이 그대로 기관지로 들어가서 나오지 않으면 기관지 안에 있는 음식이 염증을 일으켜 폐렴으로 진행될 것이다(이런 폐렴을 흡입성 폐렴이라 하는데 실제로 반사신경이 둔화된 노년층에서 가장 흔한 사망의 원인이 되는 질병 중 하나다). 그렇기 때문에 건강한 사람의 몸은 해로운 이물질을 기도 밖으로 빼내기 위해서 기침을 한다. 담배를 피우다 유독 가스가 기관지에 들어갈 때도 마찬가지이다.

기침을 하는 것은 병이 아니고 우리 몸에 병이 생기지 않게 하는 정상적인 반응인데 왜 기침을 병이라고 할까? 기침은 언제 병이 되는 것일까? 어떤 기침이 병적인 기침이고 어떤 기침이 정상적인 기침인지를 나누는 기준은 없다. 하지만 치료 측면에서 보자면 환자가 일상적이지 않은 불편함을 느낄 때는 비정상적인 기침이라 할 수 있다. 특히 특별한 원인 없이 8주 이상 기침이 지속되는 만성기침이 대표적인 병적인 기침이다. 기침은 그 자체가 인체의 중요한 방어기전이기도 하기 때문에 기침의 치료는 기침을 완전히 없애는 데에 목적을 두지 않고 병적인 기침을 정상화하는 데에 둔다.

만성기침의
흔한 원인들

▌상기도기침증후군

만성기침의 가장 흔한 원인은 '상기도기침증후군'이다. 이름이 좀 어려운 것 같지만 사실은 코와 그 근처에 문제가 있어서 하는 기침을 통칭하는 말이다. 기침을 일으킬 수 있는 상기도의 문제는 알레르기비염, 만성 비염, 만성 부비동염 같은 것들이 있다. 이런 질환들의 흔한 증상은 콧물, 코막힘, 재채기 등이다. 콧물은 코의 앞으로 흐를 수도 있지만 목구멍 뒤로 넘어갈 수도 있는데 이렇게 목구멍 뒤로 넘어간 콧물이 기침신경을 자극해서 만성기침을 유발할 수 있다(옆 페이지 그림 참조). 이렇게 뒤로 넘어가는 콧물을 후비루^{後鼻淚}라고 하기 때문에 상기도기침증후군이라는 이름을 사용하기 전에는 후비루증후군이라는 병명을 사용하기도 했다. 후비루가 있으면 목에 가래가 끼어 있는 것 같은 느낌이 있지만 실제 뱉어지는 것이 없어 불편함이 크다. 아침에 잠에서 깬 후에 약간 색깔이 진한 가래를 소량 뱉어내기도 하지만 그 외에는 다른 증상 없이 기침만 하는 경우가 많다. 증상과 진찰 소견이 상기도기침증후군에 맞는 경우에는 진단을 위해 엑스레이 촬영이나 코 내시경을 시행하고 필요에 따라

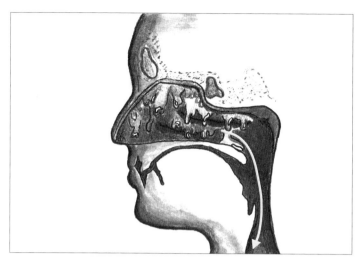

상기도기침증후근으로 인한 기침

알레르기 원인검사, 코 CT 촬영 등을 통해 정확한 진단을 내리게 된다.

❚ 천식

만성기침의 두 번째 흔한 원인은 천식이다. 천식 때문에 기침을 하는 경우에는 기침뿐만 아니라 숨이 차거나 가슴이 답답하면서 숨 쉴 때 쌕쌕거리는 숨소리가 나는 천식의 전형적인 증상이 함께 있으면 쉽게 진단할 수 있다. 반면에 잘 진단이 되지 않는 천식도 있다.

다른 증상이 없이 기침만 하는 '기침형천식cough variant asthma'의 경우 아무리 열심히 병력을 듣는다 해도 환자의 증상만으로는 진단이 불 가능하고 기관지가 얼마나 예민한지 검사를 해봐야만 천식을 진단 할 수 있다.

천식 검사를 시행해도 잘 진단이 되지 않는 천식도 있다. 천식 이라는 질환은 기관지나 폐의 모양이 이상해져서 생기는 병이 아니 고 기관지가 너무 예민해져서 생기는 병이기 때문에 엑스레이, CT, MRI 같이 모양을 주로 평가하는 검사에서는 이상 소견이 발견되지 않는 경우가 많다. 반면에 천식을 진단하기 위해 시행하는 폐 기능 검사, 기관지확장제 반응검사, 기관지 유발검사과 같은 검사들은 유 효한 검사이기는 하나 검사하는 사람뿐만 아니라 검사를 받는 사람 도 상당한 기술이 있어야 정확한 검사 결과를 얻을 수 있다. 이런 이 유로 천식 진단 검사에서 모두 음성 소견이 나왔음에도 천식약을 사 용한 후 여러 가지 소견이 좋아져 천식으로 진단받는 경우도 종종 있다.

▌위식도역류 질환

세 번째로 흔한 만성기침의 원인은 역류성식도염을 포함한 위 식도역류 질환이다. 옆의 그림에서 볼 수 있듯이 사람의 식도와 기도는 매우 가까이에 위치하고 있다. 그렇기 때문에 위 식도 역류를 통해 위산이나 음식물이 거꾸로 식도를 타고 올라오는 경우 가까운 기도를 자극해서 기침을 유발할 수 있다(여기에 대해서는 이견도 많다).

위식도역류 질환에 의한 기침은 진단이 상당히 까다로운데, 일반적으로 우리가 생각하는 위식도역류 질환의 증상(속쓰림, 명치끝 통증, 트림 등)이 없이 기침만 하는 경우가 많기 때문이다. 뿐만 아니라 역류는 있지만 역류 때문에 식도염과 같은 모양의 변화가 생기지 않는 경우, 위 내시경을 해도 특별한 이상 소견이 발견되지 않기도 한다.

위식도역류 질환에 의한 기침을 확진하기 위해서는 24시간 식

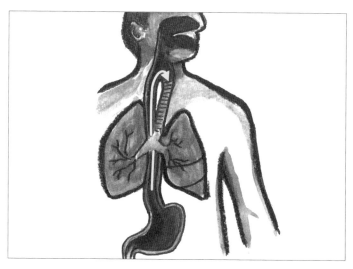

위식도역류 질환에 의한 기침

도 pH 모니터링이라는 검사를 한다. 이 검사를 하기 위해서는 코를 통해 식도까지 가는 관을 끼워놓고 24시간 동안 식노의 산모를 연속적으로 측정해서 기침과의 관계를 확인해야 한다. 하지만 무슨 이유에서 기침을 하건 기침을 하면 복압이 올라가서 저절로 역류가 생기기 때문에 정상적인 상태에서도 기침 후에 식도의 산도가 올라가는 경우가 있어서 해석에 주의가 필요하다. 또한 이 검사는 대단히 불편하고 (24시간 동안 코, 목, 식도에 고무 튜브를 끼고 있다고 생각해보라!) 해석도 쉽지 않기 때문에 자주 시행하지는 않고 또 검사를 할 수 있는 병원도 많지 않다. 따라서 보통은 위 내시경 정도의 검사를 하거나 혹은 검사를 하지 않고 위식도역류 질환 약제를 사용해서 기침이 좋아지는지 확인하여 위식도역류 질환에 의한 기침을 감별한다.

위식도역류 질환에 의한 기침은 대략 만성기침이 발생하는 원인의 20% 전후를 차지하고 있는 것으로 생각되며 한국인을 대상으로 한 연구에서는 위식도역류 질환에 의한 기침이 서양에 비해 더 적은 것으로 알려져 있다.

▌언제 큰 병을 의심해야 하는가?

이 세 가지 질환이 대부분의 만성기침의 원인이지만 드물게 중한 질환 때문에 기침을 하는 경우가 있다. 기침과 함께 다음의 증상이 있을 때는 위험 신호일 수 있으므로 주의해야 한다. 기침과 함께 열이 나거나(단순히 몸이 뜨거운 느낌이 아니라 체온계로 쟀을 때 38℃ 이상의 열이 나는 것) 오한이 드는 경우, 몸살 기운처럼 여기저기 근육통이 있는 경우, 그리고 누런색 또는 초록색의 가래가 많이 생기면서 그것을 뱉어내기 위해서 기침을 하는 경우, 피 섞인 가래(가래가 있고 그 위에 피가 묻는 것)가 아니고 가래 자체가 피 덩어리로 나오는 경우(객혈喀血)에는 감염증이나 다른 큰 병이 있을 가능성이 상당히 높기 때문에 지체 없이 병원을 방문하여야 한다. 또한 특별한 이유 없이 체중이 자꾸 빠지거나 이전과 달리 땀을 많이 흘리는 경우에도 주의해야 한다.

만성기침의 드문 원인들

위에 열거한 여러 가지 기침의 원인을 제외하고도 인체에서 기침을 일으킬 수 있는 상황은 더 있다. 기침의 원인을 알기 위해서는 우선 기침이 나올 때 우리 몸에서 일어나는 과정을 이해할 필요가 있다. 우리 몸 곳곳에는 외부에서 우리 몸으로 들어오는 자극을 감지하는 센서들이 있다. 이런 신경을 감각신경sensory nerve이라고 하고 감각신경에서 외부 자극을 받아들이는 부분을 감각신경 말단sensory nerve ending이라고 한다. 감각신경 말단에 외부 자극이 감지되면 감각신경은 감지한 자극 신호를 뇌나 척수와 같은 중추신경세로 선닐안다. 자극을 전달받은 뇌나 척수는 자극의 종류에 따라 몸을 조종하는 신호를 다시 인체의 곳곳으로 내려 보낸다. 이때 신호가 내려오는 길을 운동신경motor nerve이라고 한다. 기침을 일으키는 자극(예를 들면 담배 연기 같은)을 후두나 다른 곳에 있는 감각신경 말단에서 감지하면 감지된 신호는 중추신경에 있는 기침센터cough center를 경유하여 횡격막, 후두로 가는 운동신경에 전달되고 그 결과 운동신경과 연결된 근육에서 강한 수축이 일어나면서 기침이 발생한다. 따라서 기침에 관여하는 감각신경 말단의 위치를 알면 기침을 일으키는 자극의 종류도 유추할 수 있다. 기침에 관여하는 감각신경 말단은 코, 인두, 후두, 기관, 기관지와 같은 호흡기도에 많지만 그 외에도 외이도, 심막(심장을 싸고 있는 막), 위장(위장에 있는 감각신경으로 역류성식도염의한 기침을 설명하기도 한다) 등에도 존재한다. 귀지가 외이도에 있는 감각신경 말단을 자극하는 경우에도 만성기침이 발생할 수 있고 부정맥(심장이 불규칙하게 뛰는 질환)으로 심막이 자극되는 경우에도 만성기침이 발생한다. 이런 경우에는 귀지를 제거해주거나 부정맥 치료 약물을 쓰면 호전될 수 있다. 사람에 따라서 기침을 일으키는 여러 원인을 동시에 가지고 있는 경우도 있다.

만성기침의
치료

　만성기침의 원인을 찾은 후에는 그에 따른 치료를 한다. 상기도 기침증후군의 경우 항히스타민제나 코 안에 스테로이드 스프레이를 매일 꾸준히 뿌려주는 것이 가장 효과적이고 부작용도 적다. 혼자서 할 수 있는 치료 방법으로는 식염수 코 세척이 있다. 식염수로 코를 세척하면 콧물을 제거할 뿐만 아니라 코 점막을 자극하는 유해물질이나 알레르기 원인물질도 씻어낼 수 있다. 천식 때문에 기침을 할 때에는 흡입 스테로이드 등을 이용하여 천식을 치료하면 기침이 좋아질 수 있다. 위식도역류 질환에 의한 기침은 제산제나 위장운동촉진제 등의 약물을 사용할 수 있으며, 카페인이 들어 있는 음료 피하기, 자기 전에 음식물 섭취 피하기, 잘 때 상체를 높이고 자기 등 생활습관 교정이 도움이 될 수 있다. 위식도역류 질환에 의한 기침은 길게는 2~3개월 정도 치료를 지속해야 효과가 나타나기 때문에 꾸준한 관리가 필요하다.

▌ 만성기침의 원인을 찾았는데 치료가 안 되는 이유

　진단을 받은 후 그에 따라 치료를 하는데도 기침이 좋아지지 않는 경우가 있다. 이럴 때 가장 흔한 이유는 진단받은 질환이 정작 기침의 원인은 아닌 경우이다. 극단적인 예로 만성기침의 원인 확인을 위해 찍었던 흉부 CT에서 초기 폐암이 발견된 경우가 있었다. 발견된 초기 폐암은 수술을 통해 완치하였지만 수술 후 회복이 될 때까지도 기침은 멈추질 않았다. 즉, 암은 우연히 발견된 것일 뿐 기침의 원인은 아니었던 것이다.

다시 세 가지 원인 질환으로 돌아가서 생각해보자. 만성기침의 가장 흔한 원인이라 하는 상기도기침증후군, 다시 말하면 비염이나 만성 부비동염 같은 코 질환의 가장 흔한 증상은 무엇인가? 코 질환의 가장 흔한 증상은 기침이 아니고 코막힘, 콧물, 재채기이다. 천식은 물론 기침이 주요 증상 중 하나지만 그 외에도 숨이 차거나 쌕쌕거리고 가슴이 답답한 증상이 있다. 위식도역류 질환은 어떤가? 가슴이 타는 듯한 속쓰림, 신물, 이런 증상이 먼저 떠오르지 않는가? 보시다시피 기침을 잘 일으킨다는 질환들조차도 그 질환의 주된 증상에 기침이 없는 경우가 많다. 그러다 보니 원인일 것이라고 생각한 질환에 대해서 치료를 해도 그 질환의 다른 증상은 모두 좋아지는데 기침만은 잘 낫지 않는 경우가 생기는 것이다. 즉, 이 경우 처음에 진단받은 질환은 기침의 원인이 아니었거나 또 다른 원인이 남아 있을 가능성이 있다. 사실 상기도기침증후군, 천식, 위식도역류, 이세 가지 질환은 서로 상당히 밀접한 관계를 갖고 있을 뿐만 아니라 두세 가지 질병이 동시에 기침을 일으키기도 한다. 이런 경우 기침을 일으키는 모든 질병을 치료하지 않으면 기침은 호전되지 않는다.

아무리 검사를 해서 원인 질환을 밝혀낸다고 해도 정작 그것이 기침의 원인이 아니었다면 어떻게 해야 할까? 이런 어려운 점이 있기 때문에 기침의 원인 질환은 각 질환의 치료제에 대한 반응을 최종적으로 확인한 후에 결론을 내리게 된다. 즉, '알레르기비염이 있기는 하지만 알레르기비염을 치료해도 기침은 좋아지지 않았고 위식도역류 질환에 대해 두 달간 꾸준히 약물을 사용한 후 기침이 좋아지셨으니 환자 분의 기침은 위식도역류 질환 때문에 생겼던 것입니다'와 같은 식의 접근이 가장 정확한 진단 방법이라는 뜻이다.

▌병원에 가지 않고 쉽게 고칠 수 있는 만성기침도 있을까?

가장 흔하고 고치기 쉬운 만성기침의 원인은 흡연이다. 흡연을 하는 경우 몸에 해로운 물질이 기관지에 들어가기 때문에 당연히 방어를 위해 가래와 기침이 유발된다. 이런 경우에는 담배만 끊어도 기침이 저절로 좋아지는 경우가 많다. 단, 담배를 끊고 몇 주 정도는 기침이 더 많이 날 수 있다. 이것은 흡연 때문에 떨어져 있던 기도의 청소 능력(기도 안의 이물질을 스스로 청소하는 능력)이 회복되면서 그간 잘 제거하지 못하였던 가래를 제거하기 위해 유발되는 기침이다. 이런 기침은 금연 상태만 유지한다면 시간이 지남에 따라서 점점 좋아지기 때문에 일상생활에 지장이 생길 정도만 아니라면 저절로 좋아지길 기다리면 된다. 수분 섭취를 충분히 하고 가습기 등을 사용해서 기도 점막의 습도를 유지해주면 회복 과정을 조금 더 단축시킬수 있다.

다음으로 집에서 쉽게 고칠 수 있는 만성기침으로는 고혈압약에 의한 기침이 있다. 고혈압약 중에는 ACE 억제제라고도 불리는 안지오텐신 전환효소 억제제Angiotensin Converting Enzyme inhibitor, ACE inhibitor라는 성분의 약제들이 있다. ACE 억제제에 속하는 약물들은 혈압을 떨어뜨려주는 것 이외에도 다른 심혈관 질환이나 신장 질환에도 좋은 효과가 있어 흔히 사용되는 약제이지만, 드물게 이 약제를 먹고 기침이 나거나 얼굴이 붓는 부작용이 있을 수 있다. 특히 ACE 억제제에 의한 기침은 수 개월 간 복용한 후에 발생하는 경우도 있어서 기침의 원인으로 쉽게 의심하지 못한다. 따라서 만성적으로 기침을 하고 있다면 혹시 내가 이런 종류의 약제를 복용하고 있는 것은 아닌지 반드시 확인해봐야 한다. 이들 약제의 상품명은 서로 다르지만 성분명이 캡토프릴captopril, 라미프릴ramipril, 에날라프릴enalapril, 페린도프릴perindopril, 리시노프릴lisinopril 등과 같이 '-프릴pril'이라는 말로 끝나는 이름을 갖고 있기 때문에 조금만 주의 깊게 약통을 살펴보면 복용 여부를 쉽게 알 수 있다. 최근에는 ACE 억제제보다는 다른 종류의 고혈압약을 사용하는 경우가 많고, 또 ACE 억제제를 복용한다고 해도 기침을 하는 사람은 굉장히 드물기 때문에 의사들도 ACE 억제제에 의한 기침을 간과하는 경우가 있으므로 처방전을 꼼꼼하게 살펴보아야 한다.

▌ 다면적 기침억제행동요법

진료 현장에서는 주로 약물을 이용해서 만성기침을 치료하고 있지만 기침을 완화시킬 수 있는 비약물적인 치료 방법도 있다. 이런 치료 방법은 여러 가지를 동시에 시행하기 때문에 '다면적 기침억제행동요법'이라고도 부른다.

다면적 기침억제행동요법은 환자에 대한 교육, 기침을 억제하는 행동(기침억제요법), 후두의 관리(음성위생법), 심리교육 상담을 모두 포함한다. 우선, 환자에 대한 교육은 기침을 반복하는 것이 초래하는 부정적인 영향과 기침을 스스로 조절할 수 있다는 것을 인식시키는 데에 초점을 둔다. 목에 무언가 걸린 것 같은 느낌에 억지로 기침을 해서 뱉어내려고 하는 것을 참게 하는 것이 가장 대표적이다. 또 자꾸 기침을 하면 후두가 손상되어 기침을 더 많이 하게 된다는 것을 이해시키는 것이 중요하다.

기침억제요법에는 기침이 나려고 할 때 입술을 오므리고 숨쉬기, 복식호흡하기, 침 삼키기, 물 마시기, 입에 얼음을 물고 있기, 껌 씹기 등의 행동이 포함된다. 이러한 행동을 교육하여 평소 기침이 나려고 할 때 억제하는 연습을 하다 보면 기침이 조금씩 좋아질 수 있다. 음성위생법은 식사 중 흡연, 입으로 숨쉬기, 습이나 기계인 이용과 같이 입 안을 건조하게 하는 자극을 줄여주는 것이다. 흔히 기침을 가라앉혀주는 것으로 알고 있는 약물성 사탕은 오히려 후두를 건조시킬 수 있으므로 사용하지 않는다. 반면 물을 자주 마시는 것과 일반적인 사탕을 먹는 것은 입 안의 습기를 유지해주므로 기침 치료에 도움이 된다.

끝으로 심리교육 상담을 통해 기침의 치료가 쉽지 않다는 점과 원인이 외부에 있지 않다는 것, 그리고 현실적으로 목표를 설정해서 조금씩 이루어가야 한다는 것을 지속적으로 알려야 한다.

▍민간요법

기침에 대해서는 동서양을 막론하고 많은 민간요법이 있는데 그중에는 어느 정도 효과가 검증된 것들도 있다. 대표적인 것이 꿀 섭취로, 꿀의 기침에 대한 효과는 과학적인 연구를 통해 입증된 바가 있다. 비록 많은 사람을 대상으로 시행한 연구는 아니어서 아주 확고한 근거라고 이야기할 수는 없지만 감기가 걸린 어린이에서 기침약을 먹는 것과 꿀을 먹는 것이 비슷한 정도로 기침에 효과가 있었다고 한다. 그 외에 시럽이나 레몬차와 같은 음료는 값도 비싸지 않고 안전하면서 기침에도 어느 정도 효과가 있기 때문에 세계보건 기구World Health Organization, WHO에서 어린이 감기 기침을 치료하는 데 사용을 권장하고 있다. 이런 시럽이나 차에는 설탕 성분이 들어 있는데 설탕 성분이 감각신경 말단을 감싸서 기침을 억제하는 효과가 있는 것으로 추정된다.

우리나라에서 많이 이용하는 도라지나 생강, 그리고 배즙 등은 위에 언급한 설탕 성분에 의한 효과와 다양한 생약 성분의 효능으로 기침 치료에 어느 정도 도움을 줄 것으로 보인다. 하지만 이러한 식품에 기반한 민간요법은 치료에 보조적으로 도움을 줄 수는 있지만 획기적인 효과가 있을 가능성은 적다. 또한 원인에 대한 치료가 아니기 때문에 반드시 전문가에 의한 치료와 동반하여 이용하는 것이 좋다. 그리고 아무리 식품이라도 너무 많은 양을 섭취했을 때는 부작용이 생길 수 있으니 적당한 양을 이용해야 한다.

만성기침과 삶의 질

만성기침이 생명에 지장을 주는 심각한 질병에 의해 발생하는 경우는 극히 드물다. 그럼에도 중요한 질환으로 보는 이유는 삶의 질에 미치는 영향이 매우 크기 때문이다. 기침을 하는 환자는 스스로 □ 냄이 있는 것은 이닌지 불인해하고 이료 인헤 여러 의료기관을 전전하면서 불필요한 지출을 하는 경우가 많다. 심지어는 근거 없는 치료나 민간요법에 빠지는 경우도 있다. 의료 비용만의 문제가 아니다. 대부분의 기침 환자들이 지하철이나 엘리베이터, 교회와 같이 사람들이 많이 모이는 장소에서 기침이 난다고 호소한다. 이런 다중이용시설에서 자꾸 기침을 하게 되면 심리적으로 위축되어 대인관계 자체를 피하게 되기도 한다.

기침은 또한 심리적인 문제뿐만 아니라 신체적인 문제도 일으킬 수 있다. 가장 흔한 문제는 수면 부족이다. 천식과 같은 기도 질환은 밤에 특히 심해지는데 이로 인해 기침을 하는 경우 잠을 잘 못 자게 되어 일상생활에 심대한 지장을 준다. 뿐만 아니라 기침을 심하게 하다 보면 복압이 올라가면서 구토를 하거나 요실금, 변실금이 생길 수도 있고 갈비뼈 사이 근육의 강한 수축으로 인해 갈비뼈에 금이 가거나 부러지는 경우도 생긴다.

직장인 경희 씨는 3년 전부터 아무 이유 없이 기침을
한다. 기침은 공기 온도가 갑자기 차가워지거나
갑자기 따뜻해질 때도 나오고 견과류 같은 딱딱한
음식을 먹을 때, 대화를 할 때, 노래를 할 때 등
시도 때도 없이 나왔다. 기침 때문에 여기저기
유명하다는 병원은 다 가봤다. 병원마다 비염, 천식,
역류성식도염 등 각기 다른 진단을 받고 수개월
이상 여러 가지 치료를 받아봤지만 거의 효과를
보지 못했다. 심해졌다가 좀 덜 했다가를 반복하는데
해가 갈수록 점점 더 심해지는 것 같다. 평생 이러고
살아야 하는지 막막한 심정이다.

원인을 찾을 수 없는 기침
_기침과민성

앞서 이야기한 중요한 세 가지 병과 그 외에 기침을 일으킬 수
있는 기관지확장증, 만성 기관지염 등의 질환이 전혀 없는데도 불구
하고 기침을 지속적으로 하는 사람들이 생각보다 많다. 이렇게 설명
이 되지 않는 만성기침을 최근에는 '기침과민성'이라는 개념으로 설

명하고 있다. 기침이라는 행동은 대부분 목(후두) 부위에 있는 기침신경이나 뇌에 있는 기침센터에서 신호를 보낼 때 발생하는데 이 기침신경이나 기침센터가 어떤 이유에서 너무 예민해져버렸다는 것이다. 그러다 보니 아주 작은 자극(찬 공기, 담배 연기 등)이나 정상적으로는 기침을 유발하지 않는 자극(운동, 대화, 음식 섭취 등)에 의해서도 기침신경이 자극되어 기침을 계속하게 된다. 조금 더 직관적으로 설명을 하자면 신경은 우리 몸을 흐르는 전선과 비슷한데 여러 가지 원인으로 인해 기침신경 주변에 염증이 생겨 합선이 발생하면 이후로는 약한 자극에도 쉽게 스파크가 튀게 된다.

이렇게 신경에 문제가 생겨 기침과민성이 생긴 경우 기침의 원인을 찾아 치료를 해도 기침은 계속될 수 있다. 또 기침을 하면 할수록 기침신경에 상처가 나게 되기 때문에 신경의 합선이 더 심해지는 악순환이 이어진다. 따라서 이런 기침과민성의 개념에 찬성을 하는 사람들은 신경에 작용하는 약물(예를 들면 신경통약이나 마약 계통의 약물)을 이용해서 기침을 치료하려는 시도를 하고 있고 기침신경에 작용하는 신약도 개발이 한창이다.

▌기침과민성을 의심할 수 있는 증상

만성기침을 앓고 있는 환자들이 그 원인과 관계없이 공통적으로 이야기하는 증상들이 있다. 예를 들면 '목이 간질간질 거리는 느낌', '목에 뭐가 걸려 있는 것 같은 느낌', '목이 건조한 느낌', '기침을 해야 할 것만 같은 느낌urge to cough' 등의 증상들이다. 국내 여러 대학병원이 참여한 한 연구에서 이런 여러 가지 증상들 중에 어떤 증상이 원인 불명의 만성기침에서 흔한지 조사한 적이 있는데, 그 결과 '목이 건조한 느낌'과 '목에 이물질이 있는 것 같은 느낌'은 특히 다른 질환으로 잘 설명되지 않는 만성기침 환자에서 더 자주 나타나는 것으로 조사되었다. 기침을 일으키는 자극에 있어서도 약간 차이를 보였는데 가래나 담배 연기와 같이 흔히 기침을 일으키는 자극은 대부분의 만성기침 환자에서 기침을 유발했지만 다른 질환으로 잘 설명되지 않는 만성기침이 있는 환자는 건조한 공기, 대화, 향수, 식사, 속쓰림, 더운 공기 등 일반적으로 기침을 일으키지 않는 것으로 생각되는 자극non-tussive stimuli에 의해서도 기침이 유발되었다. 다른 질환으로 설명되지 않는 만성기침에서 기침과민성이 더 중요한 역할을 하는 것으로 보이므로 위에 이야기한 특징들을 기침과민성을 의심할 수 있는 특징이라고 생각할 수 있다. 물론 아직 기침과민성이라는 개념이 도입된 지 얼마 되지 않았기 때문에 현재까지는 '이런 경우에 당신은 기침과민성이 있는 것입니다'라고 단언할 수 있는 것은 아니며, 앞으로 많은 연구가 필요하다.

만성기침은 만성 통증과 같은 질환?

만성기침이 생각보다 잘 해결되지 않는 의학적 문제가 되자 기침을 연구하는 학자들은 새로운 가설을 내세우게 되었고 그것이 '기침과민성' 혹은 '기침과민성증후군'이라는 개념이다. 기침과민성증후군에서 기침은 그 원인이 무엇이었건 간에 결국은 기침을 유발하는 기침반사회로에 문제가 생기면서 발생하는 것으로 생각한다. 이러한 개념은 기침보다도 더 오래 전부터 사람들을 괴롭혀왔고 그래서 더욱 의학자들의 관심을 끌었던 '만성 통증'의 이론에서 착안하였다.

만성 통증은 통증을 관장하는 신경회로에 문제가 생겨서 작은 자극에 지나치게 강한 통증을 느끼거나 혹은 통증을 느끼지 않아야 하는 자극에도 통증을 느끼는 것이다. 여기서 '통증'이라는 말을 '기침'으로만 바꾸면 기침과민성에서 설명하고 있는 증상과 똑같다. 실제로 기침을 전달하는 신경과 통증을 전달하는 신경의 종류가 같고 회로의 모양도 유사하기 때문에 이러한 가설은 상당한 지지를 받고 있다.

이것만은 기억하세요!

1 만성기침은 8주 이상 지속되는 기침을 말하고 상기도기침증후군, 천식, 위식도역류 질환이 가장 흔한 원인으로 알려져 있다.

2 기침과 함께 고열, 오한, 근육통이 있는 경우, 누런색 또는 초록색 가래가 있거나 핏덩어리를 가래로 뱉어내는 경우, 체중이 이유 없이 빠지는 경우에는 중한 질환이 숨어 있을 수 있으므로 빨리 병원을 가보는 것이 좋다.

3 가정에서 쉽게 고칠 수 있는 만성기침의 원인으로는 흡연이나 고혈압약제에 의한 기침이 있다.

4 만성기침의 비약물적 치료로 기침억제행동요법이 있고 민간요법으로 널리 사용되는 꿀물이나 시럽, 도라지, 배 등도 기침 치료에 약간 도움이 될 수 있다.

5장

아토피피부염

어려서부터 아토피피부염을 앓고 있던 20대 초반의
민수 씨. 워낙 병이 오래되어 약도 많이 써보고
주변에서 좋다는 민간요법도 다 해보았지만 낫지를
않아 이제 거의 포기한 상태다. 그런데 최근 일
때문에 스트레스가 많았는지 갑자기 피부가 더
나빠져 병원에 가지 않을 수 없는 상황이 되었다.
이전에는 팔이나 다리가 접히는 부위, 목, 귀 뒤쪽에
만성습진처럼 나타나 불편한 정도였는데 범위가 더
커지고 너무 가려워 피딱지가 앉을 때까지 긁게 된다.
진물도 난다. 옮거나 하는 병이 아닌데 사람들의
시선도 신경 쓰이고 괴롭기도 해서 걱정이다.

가려움과 피부 염증이 반복되면 알레르기

대표적인 알레르기 질환인 아토피피부염은 피부가 가렵고 염증과 습진이 오랫동안 반복적으로 나타나는 만성적인 염증성 피부 질환이다. 나이에 따라 주로 발생하는 부위가 다른데 아기 때는 얼굴에, 기어 다닐 때는 땅에 닿아 자극을 받는 팔다리 부위에 발생을 한다. 조금 더 크면 팔다리가 접히는 부위, 목, 귀 뒤 등에 많고 얼굴, 손목, 발목 등에도 나타난다. 주로 유아와 소아기에 발생하며 이후 자라면서 호전되지만 청소년기와 성인까지 지속적으로 나타나는 경우도 많고, 이 시기에 새로 발생하기도 한다.

청소년기와 성인기의 아토피피부염도 주로 팔다리가 접히는 부위, 목, 귀 뒤 등에 많이 발생하며 얼굴, 손목, 발목 등에도 나타난다. 여성의 경우 유두에 만성적인 습진으로 나타나기도 한다.

어린이와 어른 모두 급성기에는 대체로 피부가 가렵고 붉어지는 습진의 형태로 나타나며 만성기로 넘어가면 피부에 주름이 심해지고 코끼리 피부처럼 두꺼워지는 태선화 현상이 일어나고 피부건조증이 심해진다. 만성기에도 만성 습진 위에 붉어지고 진물과 딱지가 앉는 급성 병변이 반복해서 나타날 수 있다.

이와 같이 나이에 따라 특정 부위에 가려움증과 습진성 피부 염증이 반복적으로, 만성적으로 나타난다면 아토피피부염을 의심할 수 있다.

아토피피부염도 천식과 알레르기비염 등 다른 알레르기 질환과 같이 최근 20~30년 사이에 급격하게 증가한 질환이다. 가족적으로 나타나는 경향이 있어 유전적인 요인도 발생에 관여하지만 환경적인 인자 또한 중요하다. 아토피피부염은 특히 어린이의 경우 매우 흔하여 5명 중 1명 꼴(25%)로 나타난다. 우리나라 소아청소년기 전

체 만성 질환 중에서 사회경제적 부담 3위를 차지하는 주요 질환이
다. 어린이뿐만 아니라 최근에는 성인 아토피피부염도 늘어나고 있
으며 노인에서도 나타난다.

흔히 피부가 좋은 사람을 보고 '아기 피부 같다'라는 이야기를
한다. 보송보송하고 촉촉하고 매끄러운 아기의 피부. 하지만 아토피
피부염은 아기 때 더 잘 생기고 그것도 하필 얼굴에 잘 생긴다. 너무
나 가려워하고 빨개지고 진물이 나는 아기의 얼굴을 보는 부모의 마
음은 실로 억장이 무너진다. '옮는 병도 아닌데 피부병이라서 사람
들이 오해를 하는 것 같다', '중간고사, 기말고사, 업무 등 스트레스
가 많아지면 증상이 너무 심해져 일상생활을 할 수 없다', 매일 매일
의 진료 현장에서 듣게 되는 아토피피부염 환자들의 고충은 빠른 진
단과 지속적인 관리의 중요성을 뼈저리게 느끼게 해준다. 나 또는
우리 가족에게 피부염이 반복된다면 지체 없이 원인 확인 작업에 나
서야 한다.

아토피와 아토피피부염

아토피피부염을 흔히 '아토피'라고 부르는데 의학적으로 둘은
전혀 다른 말이다. 아토피atopy는 천식, 알레르기비염, 아토피피

부염이 가속적으로 발생하는 성향을 뜻하며, 일테그기 원인물질인 알레르겐에 대한 면역글로블린 E(IgE)가 생성되어 있는 상태를 뜻하기도 한다. 아토피피부염은 아토피 체질에 의해 생기는 피부염이다.

음식물과 상관없는 아토피피부염이 더 많다

아토피피부염의 원인으로 흔히 떠올리는 것이 음식물이다. 하지만 아토피피부염에서 음식이 원인이 되는 경우는 40% 정도이며 나머지 60%는 음식물과 관계가 없다. 우유, 계란, 땅콩, 콩, 밀, 생선, 식품첨가물 등 특정 음식물을 섭취할 때 악화되는 아토피피부염 환자가 있고 진찰과 검사를 통해 원인으로 밝혀지면 해당 음식물을 피해야겠지만, 원인이 되는 음식도 사람마다 달라서 아토피피부염이 있다고 공통적으로 피해야 하는 음식은 사실상 없다고 봐야 한다. 진료실에서 상담을 하다 보면 "우리 아이는 아토피피부염이 있어서 우유와 계란은 전혀 먹이지 않고 유기농만 먹여요!"라고 자신 있게 이야기하는 분들을 자주 만난다. 그러나 검사 결과를 듣고는 자부심이 가득했던 두 눈은 이내 흔들리고 만다. 그동안 아이를 위해 쏟았던 노력이 부정되는 느낌이 드는 것은 안타까운 일이지만 앞서 말했듯, 아토피피부염에서 음식이 원인이 되는 경우는 일부이다. 아토피피부염과 전혀 상관이 없는, 오히려 아이에게 꼭 필요한 음식물을 막연히 해로울 거라는 생각으로 제한하면 아이의 성장과 발달에 지장을 줄 수 있다. 또한 아이에게 심적으로도 상당한 스트레스가 될 수 있다. 무분별하게 음식물을 회피하기보다는 알레르기 전문의의 진찰과 검사를 통해 정확한 원인 진단을 하고 필요한 경우에 한해서 맞춤형 회피요법을 진행하는 것이 중요하다.

증상이 심하지 않다면 환자가 직접 할 수 있는 것으로 음식물 일지가 있다. '음식물 일지'란 간단히 설명하면 입으로 들어가는 모든 음식물, 약물 등에 대해서 무엇을 언제 먹었는지 기록하고 증상이 나빠졌을 때 언제 어떻게 나빠졌는지를 꼼꼼하게 적는 것이다. 원인 음식물이 있는 경우 반복적으로 증상을 일으키기에 음식물 일지를 통해 추적이 가능하다. 일상생활 속에서 간단히 할 수 있고 병원에서도 원인 음식물을 추정하기 위해 많이 쓰는 방법이다. 원인 음식물에 대한 확진을 위해서는 전문의의 감독하에 입원 또는 검사실에서 경구 음식물 유발검사를 진행하기도 한다. 병원에서 의심되는 음식물을 실제로 단계적으로 먹고 반응을 살펴보는 것으로, 사실상 가장 확실한 방법이다.

전문의 진찰이 가장 중요한
진단법

아토피피부염은 검사로 진단하는 게 아니고 의사가 눈으로 피부 병변의 양상을 보고 진단하는 병이다. 아토피피부염이 잘 나타나는 특정 부위에 가려움증이 심한 피부 염증이 오랫동안 반복적으로 나타나는 경우, 가족 중에 알레르기 질환이 있는 경우, 피부건조증과 피부의 빈번한 감염이 있을 때 아토피피부염을 의심할 수 있다. 환자가 병원에 찾아오면 의사는 질환 양상에 대한 내용을 문진으로 상세히 파악하고 피부 양상을 진찰한 후 건선, 화폐상습진, 감염 등 다른 피부 질환을 배제하는 방식으로 아토피피부염을 진단한다.

아토피피부염의 피부 상태는 급성으로 나타나는 형태와 만성으로 나타나는 형태가 있다. 급성기에는 주로 피부가 가렵고 붉어지며 딱지가 앉는 습진의 형태로 나타난다. 흔히 세균이나 곰팡이 감염이 동반되며, 진물이 나며 갑자기 나빠지는 경우가 있어 이런 경우에는 진단을 받아 아토피피부염의 치료제와 함께 적절한 항생제 또는 항진균제를 사용하여야 한다. 만성기로 넘어가면 피부에 주름이 심해지고 코끼리 피부처럼 피부가 두꺼워지는 태선화 현상이 일어나고 피부건조증이 심해진다. 만성기에도 만성 습진 위로 붉어지고 진물과 딱지가 앉는 급성 병변이 반복해서 나타날 수 있다.

아토피피부염의 원인을 알기 위한 검사로 피부에 알레르겐 추출액을 놓고 검사하는 알레르기 피부검사와 특정 알레르겐에 대한 알레르기 항체를 검출하는 혈액검사를 할 수 있다. 또한 음식물 일지를 쓰는 것이 도움이 될 수 있으며, 필요한 경우 경구 음식물 유발 검사로 확진할 수 있다.

아토피피부염에서 가장 중요한 치료는 보습

아토피피부염의 발생과 치료 원칙을 이해하려면 먼저 피부의 구조를 이해할 필요가 있다. 피부는 우리 몸을 외부로부터 지키는 중요한 1차 방어막이다. 피부가 벗겨지면 조금만 자극이 있어도 아프고 쉽게 피가 나며 진물이 나고, 외부 물질도 쉽게 우리 몸에 들어오게 된다. 정상적인 피부는 피부의 상피세포가 벽돌로 차곡차곡 쌓은 듯 튼튼한 모양을 하고 있다. 그리고 그 사이사이에 세라마이드 등 보습에 중요한 역할을 하는 물질이 풍부하게 존재하여 마치 벽돌 사이에 시멘트를 바르듯 피부장벽을 유지해준다.

아토피피부염은 알레르기 염증으로 피부장벽이 깨진 상태, 특히 필라그린, 세라마이드 등 보습을 유지하는 성분이 부족해져 차곡차곡 쌓여 있던 피부 벽돌들이 무너진 상태이다. 피부가 빨갛게 되는 염증이 생기고 건조해지며, 가려움이 유발되어 긁게 되고, 여기에 자극을 받는 피부는 염증이 더 나빠지는 악순환에 빠지게 된다. 따라서 깨어진 피부장벽을 보호하고 피부의 수분을 유지하기 위해 피부 건조를 최소화하고 보습 요법과 청결 유지를 하는 것이 아토피피부염의 악화와 만성화를 예방할 수 있는 가장 중요한 피부 관리 방법이다.

목욕도 아토피피부염에서 중요한 피부 관리법이다. 1일 1회 욕조 또는 샤워 목욕을 35~37℃ 정도의 미지근한 물로 15~20분 정도 하는 것이 좋다.

목욕을 할 때 때수건 등으로 피부를 자극하는 것은 피해야 한다. 비누칠을 할 때도 거친 소재의 샤워 타월에 비누를 발라 직접 몸에 문지르는 것보다 해면이나 부드러운 스펀지 등을 이용하여 거품을 미리 만들고 손으로 부드럽게 발라주는 것이 좋다. 비누는 약산성의 보습 기능이 있는 제품을 사용한다. 목욕 후에는 부드러운 수건으로 두드리듯이 물기를 닦고 목욕을 마친 후 3분 이내에 물기가 완전히 마르기 전에 신속하게 보습제를 발라야 한다.

보습제 사용은 아토피피부염 치료에서 가장 중요한 피부 관리법이자 기본 치료이다. 보습제만 부지런히 사용하여도 상당수의 아토피피부염이 다른 치료 없이도 좋아질 수 있다. 보습제는 수분 함량에 따라 로션, 크림, 연고로 분류할 수 있는데, 계절, 피부 타입, 사용할 부위에 따라 제형을 선택할 수 있다. 로션형 보습제는 가장 묽어서 여름철에 사용하기 편리하고, 크림 타입은 사계절 모두 사용 가능하다. 겨울철에는 피부 양상에 따라 연고 타입의 보습제가 더 효과적일 수 있다. 로션형 보습제를 사용하려면 외출 20~30분 전에 사용하는 것이 좋다. 가능하면 무향, 무색소 등 자극성분이 적은 보습제를 선택한다. 시중에 나온 아토피피부염 보습제는 기능이 거의 비슷하기에 비싼 제품을 아껴가며 쓰는 것보다는 적절한 가격의 보습제를 사서 자주(하루에 3~5회 이상 바른다. 목욕을 하지 않아도 바를 수 있다!), 충분히 사용하는 것을 추천한다.

133 아토피피부염 관리의 비밀번호

1: 매일 1회 정도 35~37℃ 정도의 미지근한 물로 욕조 또는 샤워 목욕을 15~20분 한다.

3: 목욕 후 3분 이내 보습제를 바른다.

3: 하루 3번 이상 보습제를 바른다.

염증은 조기에, 강하게 치료한다

아토피피부염의 치료는 원인과 악화인자에 노출되는 것을 피하는 회피요법과 피부 관리가 기본이다. 하지만 염증이 있을 때, 특히 피부가 빨개지고 가렵고 진물이 나고 두꺼워질 때는 약물을 사용하여 신속히 염증을 가라앉혀야 한다. 초기 진화에 실패하여 피부 염증을 방치하면 깨어진 피부장벽으로 알레르겐이 침투하여 음식알레르기, 천식 등 다른 알레르기 질환으로 발전할 수 있으며 피부 색소침착, 태선화 등 만성적인 피부 병변으로 진행되기 때문이다. 이때는 '염증은 조기에, 강하게 치료한다Hit early, Hit hard!'는 원칙이 적용된다. 아토피피부염의 염증이 악화될 때는 약물을 사용하여 빨리 그리고 확실하게 가라앉혀야 한다.

아토피피부염에서 사용하는 약물은 바르는 국소 스테로이드제, 바르는 국소 면역조절제, 항히스타민제, 항생제, 전신 스테로이드, 먹는 면역조절제, 면역요법, 광선치료, 생물학적 제재 등이 있다.

바르는 국소 스테로이드제의 기본 사용 수칙은 다음과 같다.

첫째, 의사의 처방에 따라 사용한다. 모든 의약품들이 그러하듯 전문의의 처방에 따라 적절한 양을 사용하는 것이 중요하다. 이른바 '스테로이드 포비아steroid phobia'라고 해서 스테로이드 사용에 대해 미리 겁을 먹고 무서워하는 것은 전 세계적으로 공통적이다. 하지만 국소 스테로이드는 강도에 따라 7가지로 분류할 수 있고 아토피피부염에 주로 사용하는 것은 강도 5~7단계 정도의 약한 스테로이드이다. 피부 부위와 염증 정도에 따라 처방하기에 전문의의 지도에 따라 적절한 양을 사용한다면 걱정할 필요는 없다.

둘째, 바르는 스테로이드는 보습제가 아니다. 따라서 피부 병변이 있는 부위에만 사용하고 병변이 없는 부위에는 사용하지 않아야 한다.

셋째, 피부의 병변 정도와 신체 부위에 따라 다른 종류의 제품을 사용한다. 전문의가 진찰을 하고 적절한 처방을 주겠지만 일반적인 원칙을 이야기하면 다음과 같다. 얼굴과 같이 피부가 약하고 얇은 곳에는 가장 약한 강도의 국소 스테로이드를, 손발 등 피부가 두꺼운 곳은 상대적으로 강한 강도의 국소 스테로이드를 처방한다. 두피, 또는 몸 전체를 바르는 경우에는 로션 형태의 제품이 적합하다. 외용제를 바를 때는 마구 문질러 강제로 스며들게 하면 오히려 상처를 입혀 증상이 악화될 수 있으니 유의한다.

넷째, 약제를 꾸준히 사용하여 눈으로 보이는 피부가 좋아진 후에도 염증은 남아 있으므로 바로 치료를 중단하지 말고 지속적으로 관리해야 재발을 막을 수 있다. 약제를 줄이거나 중단하는 방법에 대해서도 치료를 담당하고 있는 의사와 상의한다.

스테로이드 연고를 바를 때는 FTU를 활용

5mm 직경의 노즐이 있는 연고 튜브에서 어른 집게손가락의 맨 끝 한마디까지 일직선으로 외용제를 짜면 중량이 약 0.5그램이 나오는데 이것을 FTU, 손끝마디단위fingertip unit라고 한다. 1FTU면 어른 두 손바닥 정도의 면적을 바를 수 있다.

예를 들면, 얼굴의 면적은 양 손바닥의 면적과 동일하므로 얼굴 전체에 바르기 위해 필요한 용량은 1FTU이다. 성인의 몸 전체에 바르려면 양 손바닥 면적 20개(20FTU)분 정도를, 아기에게 바를 경우 10개 분(10FTU)이 적당하다.

바르는 국소 면역조절제는 타크로리무스tacrolimus, 또는 피메크로리무스pimecrolimus 성분으로, 국소 스테로이드를 대신하여 면역조절을 통해 염증을 가라앉혀주는 치료제이다. 국소 스테로이드제를 장기간 사용할 때 나타날 수 있는 부작용이 없어 얼굴, 목 등 예민한 피부 부위에 주로 사용한다. 처음 바를 때 화끈거리는 증상이 있을 수 있는데 제품을 바꾸어 사용하거나 조금 지나면 적응되어 큰 문제가 없는 경우가 대부분이다.

항히스타민제는 아토피피부염의 염증을 가라앉히는 데 큰 효과는 없지만 가려움의 완화를 위해 처방한다. 이전에는 졸림, 입 마름, 변비 등의 부작용이 많았지만 최근에 나온 2세대 항히스타민제는 졸리거나 하는 부작용이 거의 없는 제품이 대부분이다.

또한 세균, 바이러스 또는 진균(곰팡이) 감염에 의하여 아토피피부염이 악화된 경우에는 각각 항생제, 항바이러스제, 진균제를 사용한다.

아토피피부염이 너무 악화되어 다른 약에 전혀 반응이 없는 경우나 빠른 효과가 필요한 경우에 제한적으로 전신 스테로이드를 먹거나 주사로 사용할 수 있다. 빠른 호전이라는 장점이 있지만 전신 스테로이드를 줄이거나 끊을 때 증상이 악화될 수 있고 장기간 지속적으로 사용하면 전신 부작용의 가능성이 있어 꼭 필요한 경우에 제한적으로 사용한다.

중증 아토피피부염의 치료에는 면역억제제인 사이클로스포린 cyclosporine을 사용한다. 경구용 약물로 어린이에서도 안전하고 효과적인 치료제로 사용할 수 있다. 하지만 드물게 고혈압, 신기능 장애 등의 부작용이 있을 수 있으므로 주기적인 검사가 필요하며 주의 깊게 관찰하며 투여한다.

집먼지진드기 알레르겐이 아토피피부염의 원인인 경우 면역치료를 고려할 수 있다. 면역치료는 집먼지진드기와 같은 원인 알레르겐을 소량씩 체내에 투여하여 면역학적인 관용(내성)을 유도하여 추

후 원인 알레르겐과 접촉했을 때 반응을 하지 않게 만드는 치료이다. 주로 천식, 알레르기비염, 벌독아나필락시스 등에서 사용되지만 조건이 되는 경우 아토피피부염에서도 좋은 치료법이 될 수 있다. 피하주사요법과 설하면역요법이 있으며 최소 3~5년의 치료기간이 필요하다.

최근 일부 중증 난치성 아토피피부염 환자를 위한 생물학적 제재가 개발되어 시판되고 있다. 주사제의 형태로 알레르기 염증에 관여하는 인터루킨 4와 인터루킨 13의 신호를 차단하는 인터루킨 4 알파 수용체 길항제이다.

그 밖에도 시설을 갖춘 병원에서의 광선치료가 도움이 될 수 있다.

아토피피부염 환자를 위한 생활 팁

아토피피부염은 음식물 또는 흡입 알레르겐뿐 아니라 땀, 스트레스, 거친 재질의 옷감, 과도한 비누 사용, 급격한 온도 습도 변화, 대기오염 등에도 악화될 수 있다. 보습제를 하루 3회 이상씩 꾸준히 발라주는 것이 중요한데, 겨울철에는 피부가 매우 건조해지므로 더 자주 발라준다. 또한 여름철에는 땀이 자극이 될 수 있으므로 자주 씻고 물기가 마르기 전에 보습제를 발라주어야 한다. 시험이나 업무 등으로 스트레스가 발생하는 상황에서는 아토피피부염이 급격히 악화될 수 있다. 따라서 아토피피부염 환자들은 평소 스트레스 관리에 더욱 신경을 써야 하며 급성 악화에 대비할 수 있도록 미리 교육을 받아두는 것이 좋다. 필요한 약물을 구비해두는 것도 중요하다.

거친 재질의 옷감은 피부를 자극하여 아토피피부염을 악화시킬 수 있으므로 부드러운 면 소재의 옷을 선택한다. 티셔츠 등의 뒤 목 부분에 달려 있는 레이블도 자극을 줄 수 있으므로 제거하는 것이 좋다. 목욕을 할 때(두꺼워진 피부를 밀어내고 싶은 마음이 드는 것은 이해하지만) 자극을 줄 수 있는 때수건 등의 사용은 자제한다.

급격한 온도와 습도 변화도 아토피피부염의 악화 요인이다. 가급적 그러한 상황에 노출되는 것을 피하고 적정한 실내 온습도를 유지한다. 실내 온도는 18~23℃, 습도는 40~50%가 적합하다.

'집이 사람을 공격한다'는 이른바 새집증후군은 아토피피부염을 대중에게 알린 1등 공신이다. 건축 또는 가구에 사용되는 접착제의 원료이자 실내장식용 페인트에 함유되어 있는 포름알데히드 등의 휘발성 유기화합물에 의해 피부가 자극이 되어 아토피피부염 증상이 악화되는 현상으로, 새집의 경우 휘발성 유기화합물을 함유한 건축자재에서 수 년 동안 실내로 포름알데히드 등이 방출될 수 있다. 새집으로 이사한 직후 눈, 코, 후두 및 기도 점막을 자극하여 눈이 아프고 가렵고, 목이 따갑고 쉬고, 기침을 하는 등의 자극 증상이 있을 수 있고, 두통, 피로, 무기력증이 나타나기도 한다. 아토피피부염, 천식, 알레르기비염, 두드러기 등 알레르기 질환을 앓고 있는 환자에서 증상이 악화될 수 있다. 포름알데히드 외 크실렌, 톨루엔, 벤젠, 유기인, 연소방지제, 염화비닐 등이 알레르기 질환을 악화시키는 주요 유기화합물질이다.

새집증후군을 예방하기 위해서는 기본적으로 건축, 가구 접착제, 페인트 등을 휘발성 유기화합물이 적은 소재를 사용하는 것이 좋고, 이사하기 약 7일 전부터 실내 난방 온도를 30℃ 이상 8시간 정도 유지한 뒤 12~18시간 환기를 하여 휘발성 유기화합물을 없애는 베이크아웃bake-out이 도움이 될 수 있다. 가급적 새집보다는 지은 지 3년 이상 되는 집을 선택하는 것이 좋지만, 무엇보다 기본적인 관리, 즉 꾸준히 보습제 등으로 피부를 잘 관리하고 치료 약물을 잘 사용하는 것이 중요하다.

이사한 후, 리모델링 후, 또는 새로운 가구나 전자제품 등을 들여놓은 후 아토피피부염이 나빠졌다면 그에 따른 원인 파악과 치료가 필요하며 동시에 실내 오염을 제거해주어야 한다. 창문 또는 문을 열어 자주 환기를 시켜주어야 하며, 실내 공기를 오염시키는 활동을 하였을 경우 더 자주 환기를 한다. 최근 사회적 문제가 되고 있는 미세먼지, 초미세먼지도 아토피피부염을 악화시킬 수 있다.

이 경우 역시 악화를 예방하기 위해 외출 등에 유의하는 것 외에 평소에도 꾸준히 보습제와 치료 약물을 사용하여 잘 관리는 것이 중요하다.

새집증후군 예방에 특효, 베이크아웃 하는 법

1. 가구나 수납장 붙박이장 등의 종이나 비닐을 모두 제거하고 문을 열어놓는다.

2. 외부와 통하는 문을 모두 닫는다(밀폐를 잘 해야 난방비가 덜 들고 효과도 좋다).

3. 난방을 최대한 틀어 실내온도를 30~35℃로 맞추고 8시간 정도 유지한다(40℃ 이상 온도를 올리면 건축자재나 마감재의 변형이 생길 수 있으므로 주의한다).

4. 12~18시간 이상 충분히 환기한다.

5. 이사 7일 전부터 상기 베이크아웃을 최소 4~5회 시행한다.

Ӏ
ᵻ

1 아토피피부염은 만성적인 습진성 피부알레르기 질
환이다. 만성적이라는 말이 알려주듯이 하루아침에
낫는 병이 아니라 지속적인 관리가 필요하다.

2 치료의 핵심은 원인과 악화 인자를 회피하고 피부
는 항상 촉촉하게 유지하며 적절한 약물요법을 신
속하고 확실하게 하는 것이다.

3 보습제의 지속적인 사용 및 피부 관리 133을 통한
적극적인 피부 관리가 중요하다.

4 이전과는 달리 현재는 효과적이고 부작용이 거의
없는 치료가 가능하다.

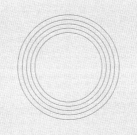

6장

피부알레르기

63세의 철환 씨는 3년 전부터 특별한 이유 없이
피부가 가렵다. 피부에 반점이 생기거나 딱히 눈에
보이는 증상이 있는 것도 아닌데 시도 때도 없이
가렵다. 다 나이 들어 나타나는 현상이려니 생각하고
약국도 병원도 가지 않았는데 최근 한 달 전부터는
점점 더 가려워 잠을 설칠 지경이다.

피부는 왜 가려운 걸까, 가려움증도 병일까?

가려움증은 피부를 긁거나 비비고 싶은 충동을 일으키는 피부의 불쾌한 감각이다. 가려움증은 특정 질병이라기보다는 증상으로, 피부에 해로운 물질을 긁어서 제거하여 피부를 보호하려는 생리적인 자기보호 기능이기도 하다. 한 연구에 따르면 평생 동안 한 번 이상 만성가려움증을 겪는 사람의 비율이 22%, 5명 중 한 명이라고 할 정도로 매우 흔한 증상이다. 가려움증은 일시적으로 발생했다가 사라지는 경우가 대부분이지만 오래 지속되는 경우 그 원인을 찾아 치료해주어야 한다.

가려움증은 아토피피부염, 두드러기, 건선 등 여러 가지 피부 질환이나 신장 질환, 간 질환, 갑상선기능이상, 호지킨스병과 같은 악성 혈액암 등 내과적 질환과 연관되어 발생하기도 한다.

또한 옴이라는 전염성이 매우 강한 피부 질환의 경우에도 가려움증이 매우 심하다. 간혹 진통소염제, 혈압약, 당뇨약, 항생제 등 약물과 연관되어 발생하는 경우가 있으므로 가려움증 발생 시점에 새로 복용한 약물이 없는지도 살펴보아야 한다.

그러나 가려움증이 모두 질병과 연관되어 있는 것은 아니다. 노인 가려움증의 가장 흔한 원인은 피부건조증이다. 나이가 들어감에 따라 피부 내 수분을 보유하는 기능이 떨어지는데 보통 피부 표피에 정상적으로 존재하는 지질 또는 천연 보습성분의 감소가 원인으로 생각된다. 난방을 하면 피부가 더 건조해지므로 겨울철에 악화되는 경향을 보이며, 목욕을 장시간 여러 번 하는 경우에도 가려움증이 악화될 수 있다.

이게 다 비만세포 때문이야!

비만세포mast cell는 1877년 독일의 의학자 파울 에를리히Paul Ehrlich에 의해 발견되었다. 우리 몸이 외부와 접촉하는 피부나 호흡기 또는 위장관 점막 표면 바로 아래 존재하며, 통통하게 살이 찐 세포라고 이름 붙인 것이 이렇게 부르게 된 시초였지만 우리가 흔히 생각하는 살찐 '비만肥滿, obesity'과는 관계가 없다. 비만세포의 기본적인 기능은 외부 미생물의 침입으로부터 우리 몸을 보호하는 것으로, 다량의 생화학무기를 세포 내에 보유하고 있다. 피부 밑 비만세포가 자극을 받으면 이 생화학무기들이 순식간에 쏟아져 나와 주변 혈관들을 확장시키기 때문에 피부가 붉게 변하고(발적) 혈액 내 액체성분인 혈장이 혈관 밖으로 빠져 나와 축적되면서 피부가 부풀어오르게 된다(팽진). 이 생화학무기 중 가장 대표적인 것이 히스타민으로 피부 발적이나 팽진 외에 참을 수 없는 가려움을 유발한다. 알레르기 약물 중 항히스타민제는 이 히스타민의 작용을 억제해서 가려움증을 호전시킨다.

38세 가정주부인 미영 씨는 일주일 전 점심 식사를 하고 30분 후쯤 갑자기 피부에 붉은 반점이 나타났다. 붉은 반점은 이후로도 팔다리, 배에 올라오곤 하는데, 가려워서 긁으면 더 부풀어오르고 가려움도 심해지며, 입술도 점차 부풀어오른다. 약국에서 알레르기약을 사먹어도 그때뿐 밤이 되면 다시 가려움이 심해지고 붉은 반점도 늘어난다. 시계는 새벽 2시를 가리키는데 너무 가려워서 잠을 이루지 못하던 미영 씨, 뭔가 큰 문제가 생긴 건 아닐까 덜컥 겁이 나 남편을 깨워 응급실로 향한다.

도대체 뭘 잘못 먹은 걸까?

'두드러기'는 알레르기반응으로 피부에 발적(붉어짐) 및 팽진(부풀어오름)이 나타나는 현상으로 그 형태가 모기에 물린 것과 흡사하다. 1mm부터 10cm 이상까지 크기는 매우 다양하고 때론 작은 두드러기들이 커지면서 서로 뭉쳐져 거대한 반점이 되기도 한다. 팽진의 중심부가 없어지고 붉은 가장자리만 남는 말발굽 또는 지도 모양의 병변도 종종 관찰된다. 머리부터 발끝까지 전신 어디에나 생길 수 있는데, 보통 발생 후 몇 시간 이내에 저절로 없어지며 흔적을 남기지 않는다. 만약 두드러기가 하루 이상 지속되고 색소침착을 남기고 사라진다면 알레르기성 두드러기가 아닌 전혀 다른 병(두드러기성 혈관염)일 가능성이 있으니 꼭 전문의의 진료를 받아야 한다.

두드러기는 매우 흔하여 일반인의 15~20%가 일생 동안 최소 1회 이상 경험하는 것으로 알려져 있고 최근 들어 발생빈도가 증가하고 있다. 미영 씨의 경우처럼 갑자기 생겼다가 짧은 시일 내에 없어지는 두드러기를 급성 두드러기라고 하는데 대개 음식물이나 약물에 의해 발생한다. 미영 씨의 두드러기 원인을 찾기 위해서는 우선 점심식사에 포함이 된 식재료들을 하나씩 적어볼 필요가 있다. 이들 식품 중 이후에 다시 먹어도 이상이 없는 것은 원인물질이 아니다. 식재료뿐만 아니라 음식에 첨가된 향신료나 조미료 때문에도 두드러기는 생길 수 있다. 또한 최근 복용한 약물들도 살펴봐야 하는데 이때 약물에는 의약품 외 건강기능식품, 한약 등도 모두 포함된다. 이렇게 리스트를 만들고, 가능성을 1차 점검한 후 병원을 찾아 의심되는 음식물 또는 약물에 대해 알레르기반응검사나 혈액검사를 하면 원인물질을 찾을 가능성이 높아진다.

왜 두드러기는 밤에 심해질까?

두드러기를 비롯한 알레르기 질환은 대체로 밤에 악화되는 경향이 있는데 이는 밤에 알레르기 염증을 막는 스테로이드 호르몬의 농도가 떨어지기 때문으로 생각된다. 또한 가려움증으로 인해 잠을 설치게 되면 이것이 몸에 스트레스로 작용하면서 두드러기가 더 악화될 수 있다.

진료실 방문을 열고 들어오는 영원 씨(43세 회사원)의 얼굴은 시름으로 가득하다. 두드러기에 시달린 지도 올해로 벌써 10년이 넘어섰다.

그동안 여러 병원을 다니며 알레르기 정밀검사를 수 차례 진행했고 집먼지진드기와 꽃가루에 반응이 나왔지만 두드러기와는 큰 상관이 없다는 말뿐이었다. 먹는 음식과의 관련성도 찾지 못했다. 채식 위주의 식단을 하고 있으며 매일 먹는 음식이 비슷한데 어떤 날은 증상이 심하고, 어떤 날은 조용히 지나간다. 술과 담배는 하지 않는다. 병원에서 주는 약은 먹으면 효과가 있지만 너무 졸려서 업무에 큰 방해가 되기 때문에 정말 괴로울 때만 먹으려고 하는데, 올해 들어서는 두드러기 증상이 점점 심해지고 있다. 최근 한 달 사이에는 약을 먹어도 증상이 좀처럼 좋아지지 않는다.

두드러기가 6주 이상 지속되면 만성이다

6주 이상 지속되는 두드러기를 만성이라고 한다. 일반인 100명 중 0.5명~5명이 만성두드러기를 가지고 있고 매년 100명에 1.4명

꼴로 새로운 만성두드러기 환자가 발생하고 있다. 특히 최근 몇 년 동안 만성두드러기 환자가 눈에 띄게 늘었다. 과거에는 소아와 노인층에서 많이 발생했다면 최근에는 20~50대 발병이 많아지고 있는데 생활습관의 변화와 활발한 사회활동으로 인한 스트레스 등이 요인인 것으로 생각된다. 만성두드러기는 생명을 위협하는 질병은 아니지만 외부에 노출되는 피부에 나타나는 증상이므로 대인관계, 사회생활에 심대한 영향을 주며, 주로 밤에 악화되어 수면장애와 만성피로의 원인이 된다. 만성두드러기 환자에서 우울, 불안, 강박증, 대인기피증 등 정신 질환 동반율이 일반인에 비해 2~3배 높다는 연구 보고도 있다.

급성 두드러기와 달리 만성두드러기는 분명한 원인을 찾을 수 없는 경우가 70%다. 두드러기를 악화시키는 요인도 너무나 많다. 최근에는 만성두드러기 환자 중 상당수가 자가면역(면역반응의 실수로 면역세포가 자신의 몸을 공격하는 상황)성 기전에 의해 발생한다는 연구 보고가 나오고 있다. 이렇게 자가면역성을 띤 만성두드러기는 특별한 이유 없이 계속 반복적으로 발생하고 저절로 없어질 가능성이 낮으며 보통 수년간 지속된다.

만성두드러기 원인,
내 안에 있다

　병원을 찾은 만성두드러기 환자들은 철저한 알레르기 검사를 통해 나에게 두드러기를 일으키는 원인을 낱낱이 밝히기를 원하지만 막상 검사를 하더라도 속 시원한 해답을 얻지 못하는 경우가 대부분이다. 알레르기 검사를 통해 전에 모르고 있던 알레르기 유발물질들을 찾을 수는 있으나, 이것들이 지금 앓고 있는 만성두드러기의 원인이라고 단정하기 어렵다. 예를 들어, 알레르기 검사에서 집먼지진드기나 자작나무 꽃가루에 양성반응을 보였다고 해도 집먼지진드기와 꽃가루가 두드러기의 원인이라고 말할 수는 없다. 이 결과는 환자가 알레르기 체질을 가지고 있음을 나타내줄 뿐이다.

　인터넷에 올라온 체험기 등을 살펴보면 100여 종의 알레르기 물질에 대한 항체검사와 대사이상을 보기 위한 검사, 미생물검사 등등 보험 적용이 되지 않는 다양한 검사를 추천하는 글들이 많다. 물론 검사를 권하는 이유가 있고 검사에서 이상 소견이 나올 수 있으나 아직까지는 해당 검사 결과에 대해서 정확하게 해석을 내려주고 만성두드러기의 발생 원인이나 경과와 연관하여 설명해줄 수 없는 경우가 대부분이다. 또한 만성두드러기 환자들 중에는 일반적인 알레르기 유발물질이 아닌 찬 기온, 압력, 물, 더워지는 상황, 햇빛 등의 자극에 의해서 발생하는 물리적 두드러기physical urticaria가 동반되는 경우가 있는데, 이런 경우 일반적인 검사로는 원인을 찾을 수 없고 자세한 상담 후 (가능한 경우) 유발검사를 시행하여 확인일 수 있다. 따라서 만성두드러기가 있는 경우 알레르기 전문가와 상의하여 꼭 필요한 검사를 선별해서 시행할 것을 권유한다.

만성두드러기가 의심되는 환자가 해볼 수 있는 검사들과 해당 검사로 얻을 수 있는 정보들

- 알레르기 피부검사: 접촉성두드러기가 의심되는 경우나 알레르기비염이나 천식 등 다른 알레르기 질환을 동반한 경우 알레르기 피부검사가 도움이 될 수 있다. 음식물 섭취 후 악화를 경험한 경우 음식물 알레르겐으로 피부반응검사를 시행하여 섭취 제한이 필요한 음식을 알아볼 수 있다.

- 메타콜린 피부검사: 콜린성 신경계를 자극하는 메타콜린을 소량 피부에 주사하여 두드러기가 발생하는지 보는 검사로, 콜린성두드러기 유무를 확인하는 데 도움이 된다.

- 자가혈청 피부검사: 환자 본인의 혈액을 소량 뽑은 후 혈액 세포는 제거하고 액체 성분만 모아서 알레르기반응검사를

시행하면, 자가면역성이 있는 환자들은 가려움과 발적, 팽진을 보인다. 이는 혈액의 액체 성분 속에 자기 자신을 공격하는 물질이 포함되어 있기 때문인데, 이처럼 자가면역성이 있는 경우 두드러기가 보다 장기간 지속될 수 있다.

- **얼음조각검사**: 찬 공기나 찬물에 노출되었던 피부가 다시 더워질 때 가려움이나 두드러기가 발생하는 한랭두드러기 진단에 도움이 되는 검사이다. 얼음을 15분 정도 피부에 얹혀 놓으면 한랭두드러기가 있는 환자는 얼음과 닿은 피부에 두드러기가 생겨 얼음 모양의 팽진이 나타난다.

만성두드러기를
악화시키는 요인늘

두드러기를 유발 또는 악화시키는 요인 중 첫 번째는 '입으로 들어가는 것'들이다.

일반적으로 방부제가 많이 들어 있는 인스턴트 식품이나 햄, 베이컨, 소시지 같은 가공육, 히스타민이 많은 고등어, 꽁치 같은 등푸른 생선류는 증상을 악화시킬 가능성이 높으므로 피하는 것이 좋다. 또한 음주 후 두드러기가 나빠지는 경우가 빈번하므로 만성두드러기가 있는 경우 술은 피할 것을 권장한다. 또한 개인별로 특정 음식물이 증상을 악화시키는 것이 분명할 경우 당연히 해당 음식물은 피하여야 한다. 그러나 알레르기 검사에서 반응을 보인 모든 음식물을 다 피할 필요는 없고, 모든 만성두드러기 환자들이 반드시 피해야 할 음식물 리스트 같은 것도 존재하지 않는다. 간혹 체질 개선을 위해 단식이나 채식 등 극단적인 식이제한 요법을 시행하는 경우가 있는데 두드러기 개선에 도움이 되지 않고 영양 불균형을 초래해 건강을 더 해칠 수 있으니 주의해야 한다.

두 번째, 약물. 진통소염제, 안시오텐신전환효소, 호르몬제, 설사약 등의 약물이 두드러기를 유발하거나 악화시킬 수 있다.

세 번째, 신체적 피로 및 정신적 스트레스. 가능한 스트레스 요인을 없애고 자신만의 스트레스 해소법을 개발하는 것이 좋으며 수면 시간은 7~8시간을 유지하는 것이 좋다.

마지막으로 지나치게 더운 환경도 두드러기의 요인이 된다. 대부분의 두드러기는 더운 상황에서 악화되는 경향을 보인다. 따라서 너무 과한 운동, 사우나와 한증막, 온찜질, 더운 탕욕 등은 가급적 피하고 여름에 가능한 시원하게 지내는 것이 좋다.

동윤 씨는 병원에서 자가면역성이 의심된다는
이야기를 듣고 자신의 혈액성분으로 피부검사를
받았다. 그 결과 자기 자신의 혈액성분에 양성반응을
보여 자가면역성이 있음이 확인되었고, 메타콜린
피부반응검사에서도 두드러기 반응이 나타나
콜린성두드러기가 동반되어 있음을 알 수 있었다.
우선 항히스타민제 2가지를 규칙적으로 복용하고
운동이나 사우나 등 체온을 상승시키는 활동을
피하면서 반응을 보기로 하였는데, 항히스타민제를
매일 복용한 지 2주가 지난 지금도 두드러기는 전혀
호전되지 않고 있다.

만성두드러기,
시간이 걸리지만 좋아지는 병

만성두드러기는 앞서 말한 대로 정확한 원인을 찾기 어렵기 때문에 원인을 제거하는 치료보다 증상을 완화하는 약물치료가 주가 된다. 대부분의 경우 약물치료를 하면 가려움증과 두드러기가 잘 조절되지만 약을 중단하면 재발하기 때문에 일부 환자들은 근본적인 치료가 아니라고 생각하고 의료진을 불신하여 자의로 치료를 중단하기도 한다. 상당한 인내심과 노력이 필요한 것은 사실이나 시간이 걸리기는 해도 언젠가는 완치가 되기 때문에 불치병은 아니다.

일반적인 두드러기 치료의 기본 원칙은 첫째, 두드러기의 원인과 악화 요인을 확인하여 이를 피하고 둘째, 기전을 고려한 적절한 약물을 선택하여 적정 용량으로 사용하는 것이다.

▌ 1차 치료제는 항히스타민제

만성두드러기에서 증상을 유발하는 주 요인이 비만세포에서 분비되는 히스타민을 비롯한 염증유발물질인 만큼, 히스타민의 작용을 차단하는 것이 치료의 근간이다. 히스타민이 작용하는 수용체에 경쟁적으로 작용하여 히스타민이 작용하지 못하도록 하는 약제가 바로 '항히스타민제'이다. H1 항히스타민제로는 하이드로시진hydroxyzine, 클로르페니라민chlorpheniramine 등과 같이 오랫동안 사용되어 안전성이 검증된 1세대 약제들이 있지만, 이들 1세대 항히스타민제는 졸림, 입 마름 등의 부작용 유발 빈도가 비교적 높아 장기간 약물을 복용해야 하는 만성두드러기 환자에게는 적절하지 않다. 만성두드러기의 1차 치료제로는 졸림, 입 마름 등의 부작용을 없앤 2세대 항히스타민제(세티리진cetirizine, 레보세티리진levocetirizine, 로라타딘

loratadine, 데스로라타딘desloratadine, 펙소페나딘fexofenadine 등)가 추천되
며 반응에 따라 용량을 증량해볼 수 있다.

만성두드러기를 앓고 있을 경우 두드러기가 나타날 때만 약물
을 복용하는 것이 아니라 증상이 없을 때도 꾸준히 약을 먹는 것이
원칙이다. 만성두드러기 환자들 중 50% 정도는 6개월~일 년 이내
좋아지지만, 평균 유병기간이 4년 정도로 긴 질환인 만큼 장기적인
치료 계획을 세워야 한다. 진료실에서 만난 많은 환자들이 장기간
약물치료를 하는 것에 대해 우려를 표한다. 그러나 다행스럽게도 만
성두드러기 치료의 근간인 항히스타민제는 장기간 복용하더라도 심
각한 부작용이 없다고 알려져 있어 안심하고 사용할 수 있다.

▌ 항히스타민제로 좋아지지 않는다면?

항히스타민제로 증상이 조절되지 않을 경우 면역계를 조절하는
약제를 써볼 수 있다. 면역억제제인 사이클로스포린cyclosporin도 만
성두드러기에 치료 효과가 있으나, 장기간 고용량을 투여할 경우 신
기능 저하나 혈압 상승과 같은 부작용이 나타날 수 있어 정기적인
모니터링이 동반되어야 한다. 최근에는 오말리주맙omalizumab이라는
항체주사가 난치성 만성두드러기 치료에 널리 사용되고 있다. 오말
리주맙은 알레르기반응을 촉발하는 IgE 항체를 붙잡아 비만세포에

붙지 못하도록 하기 때문에 만성두드러기를 비롯한 다양한 알레르기 질환 치료에 효과를 보인다. 그러나 효과가 지속되는 기간이 한 달 정도이므로 한 달에 한 번씩 주사하여 조절 상태를 유지해야 한다.

알레르기 염증물질인 류코트리엔leukotriene을 조절하는 항류코트리엔제도 보조적으로 사용해볼 수 있다. 일반적으로 만성두드러기는 치료 기간이 길기 때문에 장기 사용에 따른 부작용을 우려하여 스테로이드제를 사용하지 않지만, 급성 악화를 보일 경우 경구 스테로이드를 단기간 사용해볼 수 있다.

이 밖에 비타민 D는 다양한 면역반응에 관여하며 특히 알레르기 질환과의 연관성이 주목받고 있으며, 최근 만성두드러기 환자에게 비타민 D를 보충한 경우 두드러기 증상 조절에 효과를 보였다는 보고들이 있다.

약물치료만큼 중요한 피부 관리와 환경 관리

▌피부 관리

증상을 유발시키거나 악화시키는 원인을 피하고 약물치료를 하는 것이 매우 중요하지만 만성두드러기 환자의 치료에 빼놓을 수 없는 것이 역시 피부 관리이다.

피부 관리의 첫 번째는 보습이다. 보습이라고 하면 샤워 후에 마무리로 바르는 로션이나 크림을 떠올릴 것이다. 하지만 보습제를 사용할 때 유념해야 할 점은, 하루에 한 번 바르고 마는 것이 아니라 수 차례 반복해서 바를 때 더욱 효과가 크다는 것이다. 보습제는 로션, 크림, 연고 제제가 있는데, 로션 타입은 보습력은 떨어지지만 사용하기 편하고 연고 제제는 보습력이 가장 좋지만 끈적거리는 느낌으로 선호도가 떨어진다. 크림은 로션과 연고의 중간 형태이다. 보습제는 비싸다고 해서 더 좋은 것이 아니다. 세라마이드 성분이나 지질 성분을 함유하여 수분 함유 능력을 높이고 피부장벽의 회복에 도움을 줄 수 있는 것이 좋다. 그리고 가급적 보존제나 향이 없는 것을 사용한다. 드물기는 하지만 보습제를 사용하고 더 가렵다는 환자들도 있는데 보습제 성분에 의한 알레르기반응일 수 있으므로 이 경우 보습제를 바꾸어보아야 한다.

보습제는 피부가 촉촉하게 되도록 적당량을 바른 후 가볍게 두드려서 흡수시킨다. 간혹 보습을 권유받고 열심히 보습을 했는데 가려움증이 심해졌다고 호소하는 분들 중에는 보습제를 너무 많이 발라 피부에 흡수되지 않고 피부 위에 두껍게 남아 땀구멍이 막히면서 증상이 악화된 경우가 있다.

피부 관리의 두 번째는 샤워를 잘 하는 것이다. 잦은 목욕으로 피부 보호막이 손상되고 사우나의 뜨거운 열기로 인하여 체온이 상승하면 우리 몸은 피부의 수분을 빼앗아가면서까지 체온을 정상으로 낮추려한다. 이 경우 두드러기 증상이 악화되기 때문에 샤워는 하루 한번 미지근한 물로 간단히 하며 부드러운 목욕 타월을 사용하는 것이 좋다. 때를 미는 것은 피부를 자극하므로 하지 않는다. 샤워 후 3분 이내에 아직 물기가 있을 때 보습제를 바르는 것이 가장 효과적이다.

▌ 환경 관리

적절한 습도를 유지하는 것이 무엇보다 중요하다. 건조한 환경은 피부를 건조하게 하므로 실내 온도는 20℃ 정도로 하고, 습도 유지를 위해 실내에 젖은 빨래나 물수건을 놓아두는 것이 좋다. 피부에 마찰이나 자극을 줄 수 있는 화학섬유나 양모 같은 옷은 피하고 그 외의 자극 요인들도 가급적 제거한다.

▌ 일상에서 쉽게 할 수 있는 가려움 대책

냉찜질
피부를 차갑게 하는 것은 가려움증을 유발하는 신경매체들의 분비를 줄이는 데 도움을 줄 수 있으므로, 국소적으로 가려운 곳에 냉찜질을 하거나 로션을 냉장고에 넣어 차갑게 하여 기며올 때 사용하면 도움이 된다.

긁지 말고 두드리기

가려울 때 피부를 긁지 말고 두드려주는 것이 좋다. 통증과 가려움은 같은 신경회로를 통해 전달된다. 가려움이 심할 때 피부를 찰싹찰싹 때리거나 얼음 마사지를 하면 가려움이 완화되는 것을 느낄 수 있는데, 신경회로에 가려움증 대신 통각을 전달하게 하여 잠시나마 가려움을 느끼지 못하도록 하는 것이다. 또한 긁으면 잠시 시원함을 느낄 수는 있지만 피부장벽이 손상될 수 있고, 피부를 자극해 더 심한 가려움을 유발할 수 있기 때문에 긁는 것은 가급적 피해야 한다.

우리가 몰랐던
피부알레르기들

▌긁거나 옷에 눌린 부위가 부풀어오르는 피부묘기증

'피부묘기증皮膚描記症'은 피부에 글을 쓸 수 있다는 데 착안된 이름이다. 피부를 긁거나 스치는 정도의 자극에 의해서 수 분 이내에 자극된 부위가 붉어지고 부풀어오르는 것으로 두드러기 환자들에서 흔히 나타나며, 정상인에서도 3% 전후가 경험을 한다. 보통 20~30분 정도 지속되나가 깨끗이 없어지기 때문에 이 자체만으로는 크게 걱정할 필요가 없다. 다만, 일부에서는 심한 가려움증을 동반하는 경우가 있어 약물치료가 필요할 수도 있다. 피부묘기증은 항히스타민제를 복용하면 발적과 가려움증을 모두 잡을 수 있다.

▌운동 후나 샤워 후에 반점이 생기거나 가려운 콜린성두드러기

과도한 운동, 정신적 스트레스나 뜨거운 목욕 등으로 체온이 올라갈 때 일반적인 두드러기보다 작은 1~2 mm 크기의 좁쌀 같은 콜린성두드러기 병변이 나타날 수 있다. 일반적인 두드러기가 가려움을 주로 호소하는 반면, 콜린성두드러기는 가려움보다는 따갑다고 느끼는 경우가 많다. 인체의 기본 기능을 조절하는 자율신경계는 피부를 비롯하여 전신에 분포하는데, 체온이 올라가면 피부 땀샘 분비를 증가시켜 체온을 조절하는 것이 일반적이나 피부 교감신경계에 오작동이 일어나 두드러기가 발생하는 것이다. 콜린성두드러기는 젊은 남자에서 발생하는 경우가 많다. 수년간 산발적으로 지속된 후 소실되는 경과를 보이기 때문에 수명에 직접적인 영향을 주지 않으나, 지속적인 가려움으로 인해 일상생활에 지장이 있을 경우 약물치료를 고려해볼 수 있다.

▌다양한 원인에 의해 나타나는 물리적 두드러기

압박두드러기

피부에 압력이 가해진 후 수 시간 뒤 두드러기가 나타난다. 피부 압박을 회피해야 하지만 그러지 못할 경우 약물치료를 시행할 수 있다. 일반적인 항히스타민제로는 잘 치료가 되지 않아 스테로이드를 포함한 항염증치료가 필요할 수도 있다.

한랭두드러기

찬 공기나 찬물에 노출되었던 피부가 다시 더워질 때 가려움이나 두드러기가 발생하는 것으로 보통 피부에 국한되어 나타나지만, 심한 경우는 호흡곤란, 빈맥, 두통이 동반될 수 있다. 만성두드러기 환자의 1~3% 정도에서 한랭두드러기 병력이 있다. 치료하지 않아도 2~5년에 걸쳐 서서히 호전되는 것이 일반적이다.

물두드러기

물과 닿은 피부에 생기는 드문 두드러기이다. 한랭두드러기나 콜린성두드러기와 달리 접촉한 물의 온도와 무관하게 발생한다.

햇빛두드러기

태양광선에 노출되면 수 분 이내에 노출된 곳이 가렵고 울긋불긋 두드러기가 생긴다면 햇빛두드러기를 의심해봐야 한다. 강한 햇빛에 장시간 노출 후 피부에 화상을 입는 것을 광독성이라고 한다면, 햇빛두드러기는 광알레르기반응으로 빛에 의해 피부의 알레르기 면역세포가 활성화되어 일어난다. 심할 경우 항히스타민제와 스테로이드 연고가 도움이 될 수 있으나, 햇빛두드러기가 있는 경우 평소 자외선 차단제를 챙겨 바르고 긴팔 의류나 파라솔로 태양광이 직접 피부에 닿는 것을 피해 발생을 예방하는 것이 중요하다.

열두드러기

콜린성두드러기는 체온이 상승되는 경우에 발생하고, 햇빛두드러기는 체온 상승과 무관하게 햇빛 노출에 의해 생기는 것과 달리, 열두드러기는 국소적으로 열이 가해진 부위에 발생한다.

▌혈관부종, 피부 깊은 곳에 생긴 두드러기

피부는 표피, 진피, 피하지방층의 세 층으로 구성되어 있다. 혈관부종은 알레르기반응에 의해 심부진피층이나 피하조직에 부종이 발생하는 케이스다. 부종이 발생한 층이 안쪽에 위치하여 피부에 뚜렷한 병변 없이 부풀어오르는 것이 특징이며, 보통 눈꺼풀이나 입술에 잘 나타나지만 손발이나 후두, 위장관을 침범할 수도 있다. 혈관부종은 두드러기 반응과 유사한 알레르기성 염증반응이 보다 깊은 곳에 생긴 것으로 두드러기와 흔히 동반된다. 따라서 어떤 물질에 노출 후 즉각적으로 증상이 나타나면 1차적으로 알레르기반응을 의심한다. 하지만 혈관부종은 알레르기반응 외에도 약물, 유전자 결손에 의해서 나타나기도 하며, 때로는 이물질에 대한 반응, 기타 다른 면역계 이상으로 나타날 수 있어 원인물질이 불분명한 경우 정밀검사가 필요하다.

항히스타민제나 스테로이드로 호전될 수 있으며, 일시적이고 피부에만 국한되어 나타날 경우 심각한 결과를 초래하는 경우는 거의 없다. 그러나 혈관부종이 후두에 발생한 경우에는 기도가 막힐 수 있으므로 목이 답답하고 숨쉬기가 힘들다면 응급상황으로 이어질 수 있으므로 바로 병원을 찾아야 한다.

유전성혈관부종

혈관부종 중 특정 유전자의 이상에 의해 나타나는 '유전성혈관부종'은 C1 에스테라제 억제제라는 면역계에 관여하는 보체 활성화 조절효소의 결함이 원인이다. 부종에 관여하는 다른 면역체계는 정상이기 때문에 평소에는 별다른 증상을 유발하지 않지만 한번 증상이 촉발되면 수 시간 내에 급격하게 진행되어 마치 영화 〈헐크〉의 주인공처럼 가까운 사람들도 전혀 알아볼 수 없을 정도로 얼굴이 변한다. 특히 소장이 부종으로 좁아질 경우 장이 꼬이는 듯한 심한 복통을 일으킬 수 있고, 후두에 부종이 생기면 질식 때문에 사망에 이를 수 있다. 유전성혈관부종은 병인기전이 일반 알레르기 질환과 완전히 다르기 때문에 치료법도 다르며, 응급상황에 대비할 수 있는 약제를 상시 휴대하여야 한다. 평상시에는 호르몬제 복용을 통해 증상 발생 위험을 낮출 수 있다. 그러나 호르몬제 장기 복용은 부작용의 위험을 높이므로 정확한 진단 후 치료 계획을 수립하는 것이 필요하다.

▌피부 트러블로 오인되기 쉬운 접촉피부염

피부를 통한 접촉으로 알레르기반응을 일으키는 물질과 장시간 반복적으로 접촉하였을 때 '알레르기접촉피부염'이라는 피부 염증 질환이 생길 수 있다. 접촉을 통해 알레르기 면역반응이 일단 생기면 이 물질에 대한 면역 기억이 남아 소량이라도 다시 노출되면 가려움, 발적, 반구진 등의 피부 이상이 나타난다. 시간이 지나면 접촉한 곳 이외의 피부에도 이상이 나타나 전신 피부 질환으로 오인되기도 한다. 보통 피부에 원인물질이 접촉하고 나서 천천히 증상이 발생하므로 어떤 것에 노출된 후 증상이 나타나는지 잘 모르는 경우가 많다. 알레르기접촉피부염의 흔한 원인으로는 니켈, 크롬 등 금속, 화학물질 등이 있으며, 화장품, 염색약 등도 종종 피부 접촉을 통해 알레르기반응을 일으킨다. 알레르기성 접촉피부염이 의심될 경우 다양한 물질들을 장시간(2일 이상) 피부와 접촉시켜 반응을 보는 첩포검사를 시행하면 원인물질을 찾는 데 도움이 된다.

이것만은 기억하세요!

|||

1 가려움증은 아토피피부염, 두드러기, 건선 등 여러 가지 피부 질환에 의해 생기는 경우가 흔하지만 드물게 내과적 질환, 감염성 질환과 연관되어 나타나기도 한다. 질병과 관계없이 나이가 들어가면서 피부가 건조해져서 나타나는 경우도 많다.

2 두드러기가 6주 이상 지속되면 만성이다. 만성두드러기는 주로 밤에 악화되어 수면장애와 만성피로, 우울증, 대인기피증의 원인이 되기도 한다.

3 방부제가 많이 들어간 음식, 히스타민이 많은 등 푸른 생선류, 음주, 진통소염제 등의 약물이 악화 요인이 될 수 있다.

4 음식이나 약물 외 신체적 피로와 정신적 스트레스, 수면 부족, 지나치게 더운 환경, 과한 운동과 건조한 환경이 두드러기를 악화시키므로 생활습관 관리가 필요하다. 또한 증상을 완화하는 약물치료를 반드시 꾸준히 병행하여야 한다.

7장

음식알레르기

34세 직장인 종훈 씨는 요새 남다른 고민이 생겼다. 3개월 전부터 평소 좋아하던 해산물을 먹을 때마다 몸이 가렵고 두드러기가 생긴다. 처음에는 날로 먹어서 그런가 생각했는데 이후로도 한두 차례 같은 증상을 보이더니 이젠 먹을 때마다 두드러기가 점점 더 심해지는 것 같다. 급기야 일주일 전에는 해물찜을 먹은 후 갑자기 얼굴이 화끈거리며 붓더니 목 안까지 붓고 숨쉬기가 어려워져 응급실까지 가게 되었다.

음식알레르기는 음식물 유해반응 중 하나

우리는 매일 세끼 식사를 하며, 중간에 간식이나 군것질 등 음식을 통해 생활에 필요한 에너지와 다양한 기쁨을 얻는다. 먹는 것 자체가 일상이라고 할 정도로 음식은 우리 생활에 큰 부분을 차지하며 건강에도 지대한 영향을 미친다. 하지만 때로는 이 음식이 원인이 되어 탈이 나는 경우들이 생긴다. 상한 음식을 먹고 토하고 설사를 하기도 하고, 평소 자신과 잘 맞지 않는 음식을 먹으면 배가 아프거나 두드러기 같은 문제가 생기기도 한다. 이렇게 음식을 먹고 나타나는 예기치 않고 바람직하지 못한 반응들을 '음식물 유해반응'이라고 한다. 음식물 유해반응은 크게 독성반응, 알레르기, 불내성으로 나누어볼 수 있다.

독성반응은 식중독처럼 상한 음식을 먹고 발생하는 것으로 독성물질의 양에 따라 증상이 나타나고 예측이 가능하다.

음식알레르기는 식중독과 달리 음식 자체의 문제라기보다는 먹는 사람의 면역체계가 특정 음식에 불필요한 과민반응을 보이는 특이 체질일 때 발생한다. 즉, 남들한테는 전혀 문제가 없는 음식에 나만 예측할 수 없는 이상한 반응을 보이는 경우다. 알레르기가 있는 음식이 평소 흔하게 먹는 음식이라면 이로 인한 스트레스가 상당하다.

불내성은 개인의 체질로 인한 반응이라는 점에서는 알레르기와 같지만 우리 몸의 면역체계가 관여하지 않는 비면역학적 과민반응이다. 음식 불내성은 쉽게 말하면 그 사람이 특정 음식을 잘 견뎌내기 어렵다는 의미이다. 여기에는 섭취하는 사람의 체질적인 요인과 음식물 자체의 특성이 모두 관여한다. 대표적인 예가 우유나 유제품을 먹으면 소화를 못 시키고 설사를 하는 유당 불내성이다. 이는 우유 속의 유당을 소화시키는 효소가 선천적으로 부족하여 나타나는 현상으로 알레르기가 아니다. 커피 한 잔만 마셔도 가슴 두근거림을 느끼거나 불면증으로 잠을 잘 수 없다는 경우도 이에 해당한다. 카페인 성분은 약리작용상 본래 많이 섭취할 경우 이와 같은 반응을 일으킬 수 있지만, 카페인에 민감한 특이체질의 경우 일반적으로 반응이 나타나지 않는 소량에서도 증상이 나타날 수 있다. 방부제, 색소, 조미료 등과 같은 음식첨가물이나 치즈, 초콜릿, 차, 발효식품 등에는 히스타민과 유사한 화학성분이 소량 함유되어 있는데 이들 역시 두드러기나 가려움증과 같은 증상을 유발할 수 있다. 또한 생선이나 해산물 등이 오래되면 변질 과정에서 히스타민과 유사한 성분들이 생성되는데 이러한 음식을 섭취하면 평소 신선한 음식을 먹을 때는 나타나지 않던 과민반응이 발생할 수 있다.

음식물 유해반응의 종류와 특성

종류	원인	특징	주요 예시
독성반응	독성물질이 포함된 음식의 섭취	용량에 비례하여 증상 예측 가능함	상한 음식을 먹고 발생하는 식중독
알레르기	개인의 특이 체질로 인한 면역학적 과민반응	적은 용량에서도 생길 수 있으며 용량에 비례하지 않음 예측이 어려움	과일, 채소, 견과류 등에 의한 구강알레르기증후군 계란, 우유, 해산물, 밀가루 등에 의한 아나필락시스
불내성	개인의 체질로 인한 반응은 알레르기와 같으나 면역체계가 관여하지 비면역학적 과민반응	적은 용량에서도 생길 수 있음 일반적으로 용량에 비례하지 않으나, 일부 용량에 비례하는 경향을 보임 예측이 어려움	카페인이 든 음료에 발생하는 가슴 두근거림, 불면증 음식첨가물이나 히스타민과 유사한 화학성분이 포함된 음식 섭취 후 발생하는 두드러기, 가려움 우유를 먹고 발생하는 유당불내성 설사

면역관용이란?

면역계는 세균이나 바이러스와 같이 몸에 해가 되는 외부 병원체에 대응하고 우리 몸을 질병으로부터 보호하는 기관이다. 면역계가 정상적으로 작동하기 위해서는 외부로부터 들어오는 물질과 자기 자신을 구분할 수 있어야 하며, 외부로부터 들어온 물질이 몸에 이로울지 해로울지 구분하여 인식할 수 있어야 한다.

우리가 섭취하는 음식물은 우리 몸의 건강을 위해 섭취하는 것으로 대부분의 경우 몸에 무해하다. 우리 몸의 면역계는 이렇게 무해한 음식들에 대해서는 외부 물질이라도 몸에서 정상적으로 소화되어 흡수되도록 별다른 반응을 보이지 않는데 이를 관용을 베푼다 하여 '면역관용'이라고 한다. 음식알레르기는 이 면역관용에 이상이 생겨 면역체계가 음식들에 대해 불필요하게 과민 대응하여 발생하는 병이다.

나이와 지역에 따라
다양성을 보이는 음식알레르기

음식알레르기를 일으키는 주요 음식물은 나이에 따라 많은 차이를 보인다. 음식알레르기는 소아에서 더 많이 나타나는데, 이는 영유아나 소아 시기에는 면역체계가 충분히 성숙되어 있지 않기 때문이다. 2세 미만의 소아에서 알레르기를 일으키는 주요 음식은 우유, 계란, 콩이지만 이들 음식에 대한 알레르기는 성장하면서 저절로 없어지는 경우가 많다. 대개 5~7세가 되면 70~80% 가량 없어지는 것으로 알려져 있다. 밀가루, 땅콩, 견과류, 깨, 생선, 조개 및 갑각류도 소아에서 흔하게 알레르기를 일으키는 음식이나 좀 더 늦은 연령에 발병하는 경향을 보이며, 저절로 호전되는 경우가 드물고 오래 지속되는 편이다. 성인에서는 밀가루나 견과류, 생선, 조개 및 갑각류 알레르기가 많으며, 한번 생기면 쉽게 없어지지 않고 오랫동안 지속된다. 또한 과일이나 채소에 대한 알레르기 발생 빈도가 높은데 이 역시 오래 지속되는 경향을 보인다.

음식이 원인이 되는 알레르기는 지역이나 나라에 따라서도 다양한 모습을 보인다. 인종에 따른 유전적인 성향의 차이도 있지만 지역에 따른 음식 종류나 조리 방법 등 식생활 습관과 음식 문화의 차이도 크게 영향을 미치는 것으로 알려져 있다. 예를 들어 메밀 알레르기는 다른 나라에서는 식재료로 잘 사용되지 않아 우리나라, 일본 등지에만 특화되어 나타난다. 번데기의 경우도 우리나라에서는 알레르기 원인 중 하나이지만 다른 나라에서는 관련된 보고가 거의 없다.

조리 방법도 알레르기 발생에 영향을 미치는데, 생선이나 해산물 중 일부 알레르기 물질은 열이나 조리를 가하면 변형되어 사라지는 경우가 있어 날로 섭취하는 문화가 있는 곳에서 주로 발생한다. 땅콩은 동서양 모두 많이 섭취하는 식품이지만 땅콩알레르기는 서양에서 더 많이 발생하는데, 이는 서양의 경우 땅콩을 주로 볶아서 먹지만 동양은 찌거나 튀겨서 먹기 때문으로 생각된다. 볶아서 조리할 경우 알레르기를 일으키는 성질이 강화될 수 있다.

돼지고기에 대한 오해

흔히 돼지고기 등 육류가 알레르기를 잘 일으킨다고 생각하고, 알레르기 증상이 발생하면 구체적인 원인 파악 이전에 육류를 무조건 금하는 경향이 있는데 이는 사실과 다르다. 육류 알레르기가 없는 것은 아니지만 생각만큼 흔한 요인은 아니며, 소아, 성인 모두에서 드문 것으로 알려져 있다.

대학생인 혜진 씨는 최근 들어 예전에는 없던 증상들이 자꾸 생긴다. 3년 전 봄 콧물, 재채기에 눈까지 자꾸 가려워서 꽃가루알레르기라는 진단을 받았는데, 작년부터는 사과나 자두를 먹으면 이상하게 입이 따갑고 목이 붓는 듯한 느낌이 난다. 하지만 매번 그러는 것도 아니고 대개는 10~20분 지나면 증상이 좋아져 대수롭지 않게 넘겼는데, 얼마 전 명절에는 생밤을 먹고도 비슷한 증상을 느꼈다. 다행히 20분쯤 지나니 좋아졌지만 혹시 하는 생각에 이후 다시 생밤을 먹어보니 또 비슷한 증상이 나타났다. 그런데 신기하게도 생밤을 먹을 때만 문제고, 찐 밤이나 시중에서 가공되어 나온 익힌 밤은 이상이 없다.

꽃가루 때문에
과일알레르기가 생겼다고?

성인에서 가장 흔한 음식알레르기 중 하나가 과일알레르기이다. 과일에 대한 알레르기는 주로 사과, 키위, 자두, 복숭아, 멜론 등을 먹고 나면 입 안이 따갑거나 가렵고, 혀나 목이 붓는 증상으로 나타나는데 일반적으로 증상이 오래가지 않고 입 안과 목 점막까지로 국한되는 경우가 많아 구강알레르기증후군이라 부른다.

구강알레르기증후군은 해당 과일 자체에 예민해져 발생하기보다는 꽃가루알레르기가 먼저 발생하고 2차적으로 발생하는 경우가 대부분이다. 이는 꽃가루에 있는 주요 알레르기 성분과 과일이나 채소에 있는 알레르기 성분 구조가 동일해서 나타나는 현상으로 이를 알레르기 '교차반응'이라고 한다. 사과, 키위, 자두, 복숭아, 멜론 등의 과일과 교차반응을 보이는 대표적인 흡입 알레르겐은 자작나무 꽃가루로 봄철 알레르기비염, 결막염의 주요 원인이기도 하다.

구강알레르기증후군에 해당하는 과일알레르기 환자의 대부분은 자작나무 꽃가루알레르기가 있다. 하지만 자작나무 꽃가루알레르기 환자에서 구강알레르기증후군은 약 절반 정도에서 동반된다.

음식알레르기와 관련한 교차반응은 자작나무 꽃가루와 과일, 채소, 견과, 콩류와의 관련성뿐 아니라 다른 음식에서도 다양하게 나타난다. 바나나, 호박, 오이, 수박과 같은 야채는 돼지풀 꽃가루와 교차반응이 있는 것으로 알려져 있고, 샐러리, 당근, 고추, 마늘, 양파, 파슬리 등은 산쑥 꽃가루와 교차반응이 있다. 같은 음식 종류끼리도 교차반응이 있을 수 있는데, 우유에 대한 알레르기와 산양유 알레르기는 90% 이상에서 동반되며, 갑각류에서는 75%, 생선류에서는 50%, 견과류끼리는 약 37% 수준으로 교차반응이 나타난다.

　다시 말해 우유알레르기가 있는 환자는 거의 대부분 산양분유와 같은 산양유 제품은 먹을 수 없다. 성인에서 흔한 알레르기 원인 음식물인 갑각류도 마찬가지여서 새우알레르기가 있는 환자라면 게나 랍스터에도 알레르기가 동반되어 있을 가능성이 높다.

음식알레르기와 교차반응을 나타내는 물질들

알레르기반응을 일으키는 식품	교차반응으로 문제가 될 수 있는 식품	교차반응률
콩류: 땅콩	그외 콩류: 완두콩, 렌즈콩, 대두	5%
견과류: 호두	그외 견과류: 브라질, 캐슈넛, 헤이즐넛	37%
생선: 연어	그외 생선: 황새치, 가자미	50%
갑각류: 새우	그외 갑각류: 게, 바닷가재	75%
곡류: 밀	그외 곡류: 보리, 호밀	20%
우유	양, 염소의 젖	92%
	육류	10%
꽃가루: 자작나무, 돼지풀	과일, 채소: 사과, 배, 멜론	55%
복숭아	그외 장미과 과일: 사과, 자두, 체리, 배	55%
멜론	그외 과일: 수박, 아보카도, 바나나	92%
라텍스	과일: 키위, 아보카도, 바나나	35%
과일: 키위, 아보카도, 바나나	라텍스	11%

구강알레르기증후군은 왜 복 이하로는 빈시지 않을끼?

특정 음식, 특히 과일을 먹고 나면 입 안이 따갑거나 가렵고, 혀나 목이 붓는 증상을 구강알레르기증후군이라고 한다. 그럼 구강알레르기증후군은 왜 입 안이나 목에서만 나타나고, 아나필락시스처럼 전신 증상은 잘 나타나지 않을까? 이는 구강알레르기증후군의 원인이 되는 자작나무 꽃가루의 알레르기 원인성분의 구조적인 특성에 기인한다. 자작나무 꽃가루 알레르겐과 공통되는 과일이나 채소의 알레르겐은 구조적으로 불안정하기 때문에 효소나 위산, 열에 의해 쉽게 파괴되고 알레르기를 일으키는 특성을 잃게 된다. 때문에 먹고 나면 소화효소나 위산에 의해 파괴가 되어 섭취 시 바로 접촉되는 부위인 입 안이나 목에서만 일시적으로 가벼운 증상만 나타난다. 전신 증상은 많은 양을 섭취하지 않는 한 잘 발생하지 않으며, 불안정성으로 인해 열에 약하므로 가공하거나 조리하여 섭취하면 증상이 발생하지 않는다.

저녁에 외식 후 집에 돌아온 경미 씨(45세)는
온 몸에 두드러기가 생기고 얼굴이 붓고 가슴이
답답하여 병원 응급실을 찾았다. 평소와 다름없이
친구들과 같이 밥 먹고 차 마신 것 외에 특별한 것은
없었고, 응급실에서는 주사와 약물치료를 해주고
증상이 좋아졌으니 집으로 가도 좋다고 한다. 원인도
모른 채 이렇게 돌아가도 되는 것일까? 급작스러운
상황에 경미 씨는 당혹스럽기만 하다.

음식알레르기의 원인은
어떻게 찾을까?

음식알레르기의 원인은 어떻게 찾아야 할까? 경미 씨가 먼저
할 일은 그날 저녁 외식에서 먹었던 음식을 하나씩 떠올리면서 적어
보는 것이다. 먹은 것을 하나씩 적다 보면 밀가루, 견과류, 해산물
등 성인에서 알레르기를 주로 일으키는 용의자들을 찾아낼 수 있고,
평소에 먹지 않던 음식 중 특이사항이 있다면 이를 원인 음식으로
의심해볼 수 있다. 의심 가는 음식이 있다면 과거의 병력을 확인해
본다. 해당 음식이나 유사한 성분의 음식을 먹고 이전에 문제가 되

었던 적은 없었는지, 다른 알레르기 질환은 없는지 등이 감별에 큰 도움이 된다.

다음으로 음식에 대한 알레르기 검사를 시행해볼 수 있는데 가장 많이 시행하는 검사로 음식에 대한 피부시험 또는 혈액에서 음식물에 특이적으로 반응하는 알레르기 항체(IgE) 측정검사 방법이 있다. 이러한 검사는 몇 개의 의심 가는 음식물만 골라서 시행할 수도 있고, 알레르기를 일으키는 흔한 음식들 전체에 대해 진행할 수도 있는데, 검사 결과에서 양성 또는 음성이 나왔다고 해서 음식알레르기 유무를 바로 진단 내릴 수 있는 것은 아니다. 병력과 연관지어 실제 섭취시 문제가 되는 음식인지 반드시 한 번 더 따져보아야 한다. 만일 병력이나 검사로 명확히 확인하기 어려우면 해당 음식을 실제 섭취해보면서 증상 발생 여부를 확인하는데 이를 '유발검사'라 한다. 가장 이상적인 방법으로 가짜 음식을 위약처럼 대조 물질로 눈가림을 통해 섭취해서 확인하는 방법이 있지만 실제 시행이 어렵다. 때문에 환자에게 공개하고 시행하기도 한다. 아나필락시스 같은 중증 반응의 위험이 있는 경우라면 반드시 경험이 있는 의료진의 면밀한 감시하에 시행되어야 한다.

의심 가는 음식을 병력에서 확인하기 어려울 때 사용하는 방법으로 음식물 일지가 있는데 이는 일정 기간 섭취하였던 음식을 빠짐없이 적으면서 음식알레르기 증상이 발생하기 직전 또는 일정 시간 전에 섭취하였던 음식을 확인하고, 반복적으로 문제되는 음식이나 음식 성분을 병력에서 찾는 것이다. 용의선상에 오른 음식이 여러 개이거나 명확하지 않는 경우에는 문제가 될 만한 음식들을 일정 기간 먹지 않고 제한하여보면서 증상이 호전되는 것을 확인하거나 의심이 되는 음식을 한 가지씩 일정한 시간 간격을 두고 섭취해 증상이 발생하는지 확인하는 방법도 있다. 잘 활용할 경우 자가 감별도 가능하다.

일반적인 알레르기 검사로 측정되지 않는 음식알레르기

음식에 의한 알레르기반응이지만 알레르기 검사로 측정되지 않는 음식알레르기들도 있다. 현재 병원에서 사용되고 있는 알레르기 검사는 대부분 환자가 음식에 대해 IgE 알레르기 항체를 가지고 있는지 확인하는 검사법이다. 만일 환자가 가지고 있는 음식알레르기의 발생 기전이 IgE 항체가 관여하는 것이 아닌 다른 종류의 항체나 세포가 관여하는 알레르기라면 일반적인 알레르기 검사로는 당연히 확인이 어렵다. 옻닭을 먹고 생긴 전신 피부발진을 예로 들 수 있는데, 옻은 옻나무과 식물에서 나오는 진액을 말하며 예민한 사람에서는 피부에 닿을 때 접촉성피부염을 잘 일으켜 닿은 부위가 가렵고 붉어지며, 심한 경우 진물이 나거나 붓기도 한다. 우리나라에서는 향토 보양음식으로 옻닭을 먹는 경우가 있는데, 옻에 예민한 사람이 옻닭을 먹으면 피부에 닿을 때와 유사한 피부발진이 온몸에 나타날 수 있다. 이를 전신형 접촉피부염이라고 한다. 접촉피부염은 주로 면역세포가 매개하는 알레르기로 IgE 항체에 의해 매개되지 않는다. 그러므로 첩포검사와 같은 일반적인 알레르기 검사와는 다른 검사 방법으로 검사하거나, 유발검사를 통해서만 확인이 가능하다. 유전적인 요인 등으로 글루텐 성분이 들어 있는 음식을 먹으면 장염이 발생하는 셀리악병(국내에는 환자가 거의 없고 주로 서양에서 발병)도 IgE가 매개하지 않아 글루텐에 대한 IgE 검사로 확인되지 않는다.

먹어봐야 알 수 있는 음식첨가물 과민반응

앞서 설명한대로 언뜻 알레르기처럼 보이지만 실제로 면역학적 기전이 관여하지 않는 비면역학적 요인의 과민반응도 검사로 확인이 어렵다. 대표적인 것이 조미료, 색소, 보존제 등 인스턴트식품에 많이 들어 있는 식품첨가물에 의한 과민반응인데, 예민한 사람이 이런 성분이 함유된 음식을 먹고 나면 가려움이나 두드러기, 심한 경우 기관지가 수축되어 호흡곤란 등이 올 수 있다. 언뜻 음식알레르기와 유사한 증상을 보이지만 이 역시 IgE 알레르기 항체가 매개하지 않는 반응이다. 이러한 식품첨가물 과민반응은 면역반응이 유도되어 나타나는 것이 아니라 성분 자체가 알레르기를 일으키는 세포를 자극하여 히스타민 분비를 일으켜서 발생한다. 와인, 맥주, 치즈 같은 발효식품, 농익은 과일이나 버섯, 견과류, 초콜릿, 향료, 오래된 생선, 해산물, 육류 등에는 자연식품이라도 소량의 히스타민 성분이 함유되어 있는 경우가 있는데 만성두드러기나 아토피피부염이 있는 일부 예민한 사람은 이러한 식품을 섭취하면 가려움이나 피부 발진이 심해질 수 있다. 하지만 이 경우도 IgE가 매개하지 않아 알레르기 검사에는 잘 나타나지 않고, 자세한 병력 청취나 유발검사로만 확인할 수 있다.

주부인 지연 씨는 요새 건강 문제로 부쩍 우울해졌다. 2년 전 아나필락시스가 처음 발생이어 병원을 찾았는데, 글루텐에 대한 알레르기 항체가 혈액에서 검출되었고 밀가루알레르기로 진단을 받았다.

처음에는 교육받은 대로 밀가루 음식을 자제했지만 워낙 빵과 국수를 좋아하는 지연 씨이다 보니 이후 죽기야 하겠냐는 마음으로 종종 먹곤 했다. 그러는 동안 여러 차례 아나필락시스가 발생하여 응급실까지 가게 되었고 자칫 생명이 위험할 수도 있으니 밀가루 음식을 장기간 철저히 피하라는 권고를 받았다.

지연 씨는 이제 정말 빵과는 평생 이별을 해야 하는 것일까?

알레르기가 있는 음식을 다시 먹을 수 있을까?

참 어려운 질문이다. 다시 말하면 음식알레르기의 다양함과 복잡성 때문에 여러 가지 상황에 따라 달라 아직까지 명확한 답이 없다. 현재의 의학 지식 수준으로 답해줄 수 있는 부분은 다음과 같은 정도이다. 먼저 음식알레르기의 자연 경과에 대해 알아볼 필요가 있다. 앞서 잠시 설명하였듯이 소아에서의 우유, 계란, 콩 알레르기는 성장하면서 자연적으로 없어지는 경우가 많아 비교적 예후가 좋다. 하지만 10~20% 정도는 성인이 되어서까지도 없어지지 않고 지속될 수 있는데, 현재까지 알려진 오래 지속될 가능성이 높은 경우는 다른 동반 알레르기 질환이 있는 경우, 초기에 음식알레르기 증상이 심한 경우, 초기 검사시 혈액에서 해당 음식에 대한 IgE 알레르기 항체 수치가 높거나 피부반응검사의 반응의 크기가 큰 경우이다.

최근 음식알레르기 진단과 증상 예측 측면에서 가장 활용도가 높은 검사는 혈액에서 측정하는 특이 IgE 항체 검사로 우유알레르기의 경우 초기 우유에 반응하는 IgE 항체가 5kUA/L 미만이라면 거의 대부분 성인이 되어서 없어지지만, 50kUA/L 이상인 경우는 약 60% 정도만 없어지는 것으로 알려져 있다. 소아에서 주로 이른 연령에 많이 발생하는 계란, 콩 알레르기도 대체로 우유알레르기와 비슷한 경과를 보인다. 땅콩과 견과류, 참깨에 대한 알레르기는 소아에 발생된 경우라도 보다 지속적인 경과를 보이며 5~7세에 약 10~20% 정도만 저절로 없어진다. 또, 소아에 생기는 밀가루알레르기는 성장하면서 20% 정도만 남고, 우유, 계란처럼 상당수 저절로 호전된다. 하지만 같은 밀가루알레르기라도 늦은 소아 연령이나 성인에서 발병하는 경우라면 이야기가 달라진다. 사실 성인에서 발병하는 음식알레르기 경과에 대해서는 아직까지 연구 결과가 많지 않은데, 일반적으로는 소수만 자연적으로 없어지며 오래 지속되는 것으로 이해되고 있다. 그 밖에 구토 성인에서 발병하는 다른 음식알레르기들, 생선, 해산물, 육류, 과일 등에 대해서도 아직 자연 경과에 대한 연구 결과가 부족한 편이지만 상대적으로 소아에서의 우유, 계란알레르기에 비해 오래 남을 가능성이 많다. 자연적으로 호전을 기대하기 어려운 음식알레르기라면 현재로서는 장기간 피하는 것이 답이다. 장기간 회피하다 보면 (이론적으로) 음식에 반응하는 IgE 면역항체가 감소하여 음식알레르기가 호전되는 기회가 생길 수 있기 때문이다.

음식알레르기로 인한 스트레스와 피해를 줄이는 방법

음식알레르기 환자들은 문제가 되는 음식 이외에 알레르기가 생길 수 있다고 알려진 음식들을 광범위하게 중단하는 경우가 많다. 보통 흔하게 보는 사례가 육류, 생선 등 동물성 식품은 알레르기에 좋지 않으니 알레르기가 생기면 이러한 음식을 끊고 채식 위주의 식사를 해야 한다는 것이다. 육류나 생선에도 알레르기나 과민반응이 있을 수도 있으니 아주 틀린 말은 아니지만 이러한 무분별하고 광범위한 음식 제한은 사실 과학적인 근거가 없다. 오히려 영양 불균형과 신체적, 정신적 스트레스만 초래할 가능성이 높다. 드물게 여러 음식에 광범위하게 알레르기를 보이는 환자들도 있지만 대부분의 경우는 1,2가지 종류 이내의 음식으로 한정되며, 이 경우 해당 식품과 교차반응이 있을 만한 유사 식품만 유의하면 된다. 그러므로 본인이 문제가 되는 음식을 정확하게 알 수 있도록 가능한 병원을 방문하여 검사를 받고, 의사 상담하에 원인을 확인하여 상태를 정확히 알고 관리하면 음식알레르기로 발생할 수 있는 피해를 줄일 수 있다.

또 한 가지 중요한 것은, 잘 알고 살펴서 영리한 식생활을 하는 것이다. 이를 위해서는 환자 자신이 먹을 수 있는 음식과 먹어서는 안 될 음식을 구분하여 정리해보고 일상생활에서 주의하여 섭취하는 것이 필요하다. 가공식품 같은 경우 식품라벨 등을 통해 원료나 성분을 확인하는 것도 중요하다. 현재 국내 식품의약품안전처에서는 '식품 등의 표시기준'에 난류, 우유, 메밀, 밀, 대두, 땅콩, 호두, 복숭아, 토마토, 고등어, 게, 새우, 오징어, 돼지고기, 소고기, 닭고기, 조개류(굴/전복/홍합 포함), 아황산류, 잣 등 알레르기 유발 식품 총 22종을 식품 라벨에 별도로 표시하도록 규정하고 있다. 본인이 음식알레르기로 확진을 받았거나 의심되는 환자라면 식품 섭취시 반드시 뒷면을 제품 설명서를 보고 해당 식품의 원료나 성분 등을 확인해야 한다.

식품 성분 라벨을 읽는 방법도 알아두어야 한다. 예를 들어 우유 성분이 들어가 있는 경우 카제인casein 이나 유장whey으로 성분 표시가 되거나 세탄의 성수 난백, 난황, 알부민 등으로 표기되어 있을 수 있으니 주의가 필요하다. 최근에는 급식이나 일부 식당에서도 식품 원료 성분 표시를 하고 있다.

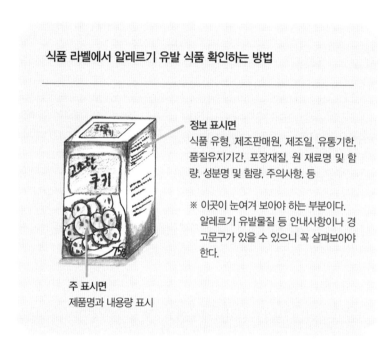

식품 라벨에서 알레르기 유발 식품 확인하는 방법

정보 표시면
식품 유형, 제조판매원, 제조일, 유통기한, 품질유지기간, 포장재질, 원 재료명 및 함량, 성분명 및 함량, 주의사항, 등

※ 이곳이 눈여겨 보아야 하는 부분이다. 알레르기 유발물질 등 안내사항이나 경고문구가 있을 수 있으니 꼭 살펴보아야 한다.

주 표시면
제품명과 내용량 표시

알레르기가 있는 음식을 대체해서 먹을 수 있는 음식, 소위 대체식품을 활용하면 해당 음식을 먹지 못해 발생하는 영양 불균형을 개선하는 데 유용하다. 예를 들어 밀이나 호밀 귀리와 같은 곡류에 알레르기가 있는 경우라면 알레르기를 일으키는 주요 원인이 글루텐 성분에 있으므로 글루텐 성분이 없거나 적은 음식을 먹으면 된다. 쌀이나 감자가 대표적인 대체식품으로, 빵이나 밀가루로 만든 국수 대신 쌀로 만든 떡, 과자, 쌀국수 등을 추천한다. 또한 최근에는 글루텐 성분에 예민한 사람들을 위한 '글루텐프리gluten-free' 제품들도 많이 있으므로 이를 대용으로 섭취하는 것도 좋다. 우유나 계란에 알레르기가 있다면 단백질 성분을 보충할 수 있는 두유나 두부 같은 음식으로, 돼지고기, 소고기에 알레르기가 있는 경우 생선이나 닭고기 등으로 대체할 수 있다. 대체식품을 이용하면 재료가 가지고 있는 본래의 맛과 식감을 느낄 수 없는 아쉬움은 있더라도, 영양적인 문제 없이 건강한 생활이 가능하다.

구강알레르기증후군으로 나타나는 과일이나, 야채는 생으로 먹으면 문제가 되지만 익혀서 먹거나 가공을 하면 알레르기 원인 성분이 사라져서 문제가 없는 경우가 대부분이다. 계란이나 우유 등 다른 음식은 어떨까? 혹시 '구운 우유baked milk'에 대해 들어본 적이 있는가? 구운 우유는 오븐 등을 이용하여 센 열로 가열하여 조리한 우유로 러시아나 우크라이나 등에서 유행한 조리 방법인데, 가공되지 않은 일반 우유에 알레르기가 있는 환자의 75%는 구운 우유에는 문제가 없다고 한다. 이러한 환자는 우유가 들어가 있다 해도 열로 가공한 빵, 쿠키는 괜찮을 수 있다. 굽는 방법을 이용하면 우유에 들어 있는 영양소의 섭취도 좋아진다. 구운 우유를 먹는 우유알레르기 환자의 경우 자연적으로 알레르기가 없어질 확률도 높아진다는 연구 결과도 있다. 계란알레르기도 스크램블에그서님 약하게 익힌 계란은 문제가 되지만 구운 계란 등 강한 열로 조리한 계란은 70% 정도에서 괜찮다는 보고가 있다. 하지만 계란, 우유, 땅콩, 견과, 생선, 갑각류 등의 알레르겐은 비교적 열에 강해서 조리를 하여도 그대로 남아 있는 경우가 많으므로 주의가 필요하다. 또한 개인적인 차이가 있다는 점도 명심해야 한다.

소아의 경우 분유가 필수식품인데 우유알레르기로 먹지 못한다면, 저알레르기 분유와 같은 제품을 활용해보자. 우유의 알레르기를 일으키는 주요 성분을 효소 등을 통해 가수분해하여 만든 분유로, 맛이 떨어지고 설사 같은 묽은 변이 잘 생긴다는 단점이 있지만 영양 측면에서는 좋은 대체식품이 될 수 있다.

음식알레르기는 지피지기면 백전백승이다. 삶의 질에 다소 영향은 있겠지만, 병에 대해서 잘 이해하고 본인이 가진 음식알레르기 상태에 대해 잘 이해하면 충분히 극복할 수 있다.

우리 아이가 처음부터 음식알레르기가 생기지 않도록 할 수는 없을까?

본인이나 남편이 알레르기 질환이 있어 아이의 알레르기 질환 발생에 대해 걱정이 많은 엄마라면 한번쯤 생각해보았을 문제다. 내 아이도 부모처럼 알레르기 질환이 생길 것인가? 우리 아이가 처음부터 음식알레르기가 생기지 않도록 할 수는 없을까? 알레르기가 잘 생기는 음식은 아예 피하여야 하나? 먹인다면 언제부터 먹어도 될까?

과거에는 이러한 질문에 대한 답변이 다음과 같았다. "알레르기 질환의 발생을 줄이기 위해서는 가급적 오랜 기간 모유수유를 하는 것이 좋고, 이유식은 최소 6개월 이후에 시작하는 것이 좋다." 최근까지 많은 국내외 가이드라인에서 위와 같이 예방 교육을 하고 있다. 음식알레르기의 예방에 대해서는 구체적인 지침이 정해져 있지 않았지만 역시 계란, 땅콩, 우유, 생선, 밀가루 등 음식알레르기를 잘 유발하는 식품은 최소 6개월 이후 시작하라는 것이 대부분 전문가들의 일반적인 견해였다. 하지만 최근 몇 가지 연구들을 통해 음식알레르기 예방 방법에 대한 지식이 변화하고 있고, 관련 지침들도 바뀌어가고 있다. 기존의 몇몇 후향적 관찰연구들에서 생후 약 4~6개월 정도 조기에 이유식이나 알레르기 관련 음식에 노출하는 것이

것이 오히려 음식알레르기 발생을 줄인다는 결과가 있었다. 이와 같은 논의가 본격화된 것은 LEAP Learning Early About Peanut allergy 연구 결과가 발표되면서부터다. 이 연구에서는 영아 시기에 습진이 있거나 계란알레르기가 있는 알레르기 고위험 영아(알레르기 발생 위험이 높은 영아)에서 4~11개월에 일찍 땅콩을 먹게 한 경우와 5세까지 땅콩을 피하여 늦게 먹게 한 경우를 비교한 임상시험을 하였는데, 그 결과 놀랍게도 일찍 먹게 한 쪽이 5세에 땅콩알레르기 빈도가 86% 정도 낮아지는 것으로 나타났다.

이후 계란 등 다른 종류의 음식에도 이와 유사한 연구가 진행되었는데 많은 연구에서 기존의 이해와 달리 생후 4~6개월 정도에 해당 음식을 섭취하여 노출된 경우 음식알레르기가 감소되는 것으로 나타났다. 현재까지 알레르기 질환 발생에 가장 결정적인 시기로 여겨졌던 생후 6개월보다 더 일찍 음식을 장에 노출시켜 면역관용을 유도할 수 있다는 가능성이 임상실험으로 증명된 것이다. 보다 많은 연구가 이어져야 하겠지만 음식알레르기와 관련해서 만큼은 보다 효과적인 전략들이 개발될 수 있을 것으로 보인다.

이것만은 기억하세요!

|l,

1 음식알레르기는 면역체계가 특정 음식에 불필요한 과민반응을 보이는 특이 체질에 의해 발생한다.

2 음식알레르기가 의심된다면 전문가 상담을 통한 피부시험, 혈액검사, 유발검사, 음식물 일지 등의 방법을 통해 원인 음식을 정확히 확인하여야 한다. 원인 음식 및 해당 음식과 교차반응이 있을 수 있는 음식을 잘 파악하고 주의하는 것이 필요하다.

3 무분별한 음식 제한은 도움이 되지 않으며, 대체식품이나 조리 방법 등을 이용하여 영리한 식생활을 한다면 많은 경우 스트레스를 줄일 수 있고 점진적인 극복도 가능하다.

8장

약물알레르기

대학생 인창 씨(25세)는 급성 인후두염으로
항생제가 포함된 약을 처방받았다. 편의점에서
음료와 함께 약을 복용하고 강의실로 걸어가던
중 눈앞이 어질어질해지면서 자리에서 쓰러졌다.
다행히 지나가던 사람들에 의해 인근 병원 응급실로
이송되었는데, 심한 저혈압으로 수액과 혈압을
올리는 약을 계속 맞은 후에야 의식을 회복했다.
죽음 문턱에 까지 간다는 게 어떤 것인지 난생 처음
느끼게 된 인창 씨, 앞으로는 평생 감기약도 먹으면
안 되는 것인지 막막한 심정이다.

약물 부작용과
약물알레르기

아픈 것을 고치려고 약을 먹었는데 예상치 못한 반응이 나타나
힘든 경우, 즉 '약물 부작용'은 누구나 한 번쯤 경험을 해보았을 것
이다. 진통소염제를 먹고 속이 쓰리거나, 항생제를 먹고 설사를 하
는 증상도 모두 약물 부작용이다. 이러한 약물 부작용은 대부분 약
제 자체의 성질과 관련되며, 따라서 어느 정도 반응이 예측되는 편

이다.

그런데 이러한 약물 부작용과는 널리 '약물과민반응'은 약 지체의 문제가 아닌, 약을 복용하는 사람의 체질에 따라 특정한 약물에 대해 증상이 나타나기 때문에 예측하기가 어렵다. 약물과민반응 중에서도 특히 면역세포들이 반응을 일으키는 데에 작용을 하는 경우를 우리는 '약물알레르기'라는 이름으로 부른다. 약물알레르기는 반복적으로 외부 물질인 약물에 의해서 면역시스템이 자극되면서 면역시스템에 약물에 대한 기억이 남아 생기는 것이다. 따라서 보통 어떠한 약물을 처음으로 복용할 때 나타나지 않고 여러 번 그 약을 문제없이 복용해왔던 사람에게서 갑자기 나타나는 경우가 많다. "저는 이 약을 작년까지 문제없이 먹었어요. 이 약은 원인이 아닌 것 같아요"라고 얘기할 수 없는 이유이다. 이전에 안전하게 사용한 약이라 하더라도 안심할 수 없다.

약물알레르기를 의심할 수 있는 증상에는 어떤 것이 있을까? 다른 알레르기와 마찬가지로 약물알레르기 증상 역시 매우 다양한 형태로 나타날 수 있다. 흔하게는 발진, 두드러기 같은 피부 증상이 가볍게 나타나는 것에서부터 전신의 심한 발진과 혈관부종, 호흡곤란, 생명을 위협하는 아나필락시스쇼크 등으로 급격하게 진행하기도 한다. 또한 발열, 오심, 구토, 설사, 근육 및 관절통과 임파선 비대, 혈액, 간, 신장, 폐 기능 장애를 보일 수도 있다.

이 세상의 어떤 약물도 약물알레르기의 원인이 될 수 있다. 그렇기 때문에 정확한 검사와 전문가의 판단 없이는 원인 약물을 확진하기 어렵다. 일반적으로 항생제, 진통소염제, 항암제, 조영제 등이 흔하게 약물알레르기를 일으키는 약물이다. 약물에 의한 알레르기 반응이 발생하였을 때 원인 약물을 밝혀 이를 피한다면 큰 문제 없이 지낼 수 있다. 그러나 원인 약물을 재사용하면 더 심한 반응을 일으켜 생명을 위협하게 된다. 따라서 약물알레르기를 경험한 사람은 반드시 원인 약물을 확인하고 앞으로 피해야 할 약과 안전하게 복용할 수 있는 약을 확실하게 알아두어야 한다.

항생제 알레르기의 허와 실

이전에 약물알레르기를 경험한 사람 중 많은 수가 항생제에 알레르기가 있다고 하며, 그중 가장 널리 알려진 것이 페니실린알레르기다. 페니실린penicillin은 곰팡이에서 추출한 항생물질로 지금은 대다수의 균들이 페니실린에 내성을 보여 일반 페니실린보다는 반합성 페니실린인 아목시실린amoxicillin이나 암피실린ampicillin 등이 많이 사용된다. 원래 페니실린과 같은 약물은 분자량이 매우 작아 우리 몸의 면역세포가 인식을 하지 못한다. 그런데 페니실린이 몸 안에 흡수되면 인체 내 단백질 성분과 결합을 하는데, 일부 환자들의 면역시스템이 이 결합 성분을 특이한 것, 내 것이 아닌 외부의 물질로 인식하여 이 물질에 대한 알레르기 양세를 만들게 된다. 이러한 면역반응을 페니실린알레르기라고 한다.

페니실린알레르기가 나타내는 증상 중 유명한 것이 페니실린쇼크이다. 이는 페니실린에 의한 면역반응이 전신적으로 일어나 혈압이 떨어지는 쇼크 상태에 이르게 되는 것으로 한 번 발생하면 다음에 더 심한 반응을 일으킬 수 있어 반드시 정확한 진단을 통해 원인 약제를 확인하고, 반응을 일으킬 수 있는 유사 약제들에 대해서도 투여를 제한하는 것이 좋다.

페니실린이 워낙 유명하고 과거에 많이 쓰이던 대표적인 항생제이다 보니 항생제를 복용한 후 문제가 생기면 무조건 페니실린알레르기라고 지레 짐작하고 페니실린을 몹쓸 약으로 생각하는 경우가 많은데, 미국의 한 연구 결과에 따르면 자신이 페니실린알레르기를 가지고 있다고 말하는 사람의 10%에서만 실제 페니실린알레르기가 확인이 되었다. 페니실린알레르기라고 알고 있는 사람의 90%는 실제로는 페니실린을 사용할 수 있는 사람이었다는 것이다. 페니실린 계열 항생제는 세균에 감염되었을 때 1차 치료제로 사용되기 때문에 페니실린알레르기가 있을 경우 사용할 수 있는 치료제가 현격하게 줄어든다. 제대로 치료를 받지 못할 수 있다는 점을 고려하면 정확한 진단을 통해 불필요한 꼬리표를 떼는 것이 얼마나 중요한 일인지 알 수 있다. 또한 실제로 페니실린알레르기가 확정 진단되었다면 페니실린뿐만 아니라 유사 페니실린, 세팔로스포린계 cephalosporin 항생제에도 반응할 가능성이 있으므로 알레르기 클리닉을 방문하여 원인 약제가 무엇인지, 그리고 안전한 약제가 무엇인지 반드시 확인해야 한다.

약물알레르기 대처법 A, B, C

약물알레르기는 면역세포가 이미 해당 약물에 대한 기억을 가지고 있기 때문에 투여를 지속할수록 반응이 더욱 심해진다. 따라서 약물알레르기가 발생한 경우 첫 번째 대처는 원인 약물로 추정되는 약제를 당장 중단하는 것이다. 중단만으로 호전되지 않을 경우에는 증상에 따라 항히스타민제, 스테로이드, 기관지 확장제, 승압제 등 다양한 약제로 증상을 개선시켜야 한다.

급성 증상이 해소되면 그 다음 단계로 중요한 것은 원인 약제를 확인하는 것이다. 원인 약제 확인을 위해 피부시험이나 혈액검사를 해볼 수 있으며 확인 후 해당 약제는 향후 재사용을 금지해야 한다. 만약 해당 약제가 필수 치료제여서 재투여가 꼭 필요하다면 극소량부터 단계적으로 투여하여 약물알레르기를 극복하는 '탈감작요법'을 시행하면 안전하게 약을 사용할 수 있다.

대학원생인 27세 경희 씨는 3년 전 병원에서 처방받은 감기약을 먹고 난 후 피부에 여러 군데 두드러기가 나고 눈꺼풀이 부었었다. 당시 여러 가지 약을 함께 복용했기 때문에 어떤 약이 문제인지 정확하게는 모른 채 지냈고, 약국에서 페니실린알레르기가 의심된다는 얘기를 들어 이후 항생제를 피해왔다. 평소 생리통이 심해 매번 같은 진통제를 복용하는데 그간 진통제를 복용하고 문제가 있었던 적은 없었다. 그런데 2달 전 감기약을 먹고 1시간 후 온몸에 두드러기가 생기고 눈꺼풀이 심하게 부어 응급실에 가서 치료를 받았다. 걱정이 되어 병원을 찾았고 원인 약물을 확인하기 위해 우선 과거 증상이 있을 때 복용했던 약물부터 확인해보기로 했다. 3년 전에 처방받은 약은 이부프로펜이었고, 2달 전에 복용한 약은 록소프로펜이었다. 평소 생리통으로 자주 복용하던 진통제는 아세트아미노펜이라고 하였다. 앞으로 어떤 약을 피해야 할까?

진통소염제 과민반응,
하나만 피해서는 안 된다

진통소염제 과민반응은 실제로 매우 흔한 약물알레르기반응이다. 일시적인 두드러기, 부종 같은 가볍게 지나가는 증상이 일반적이고 감기약으로 항생제를 같이 처방받아 복용하는 경우가 많아 정확하게 조사가 되지 않는 케이스도 많다. 여기에서 진통제라고 부르는 약물은 마약성 진통제가 아닌, 일반적으로 통증 조절과 감기 증상 경감을 위해 1차 약제로 많이 사용되는 아스피린과 비스테로이드성 항염증제를 뜻한다. 비스테로이드성 진통소염제에 속하는 약물에는 수십 가지가 있다. 이 약제에 취약한 일부 특이체질 환자에서는 여러 종류의 진통소염제가 원인이 되어 복용한 뒤에 기도나 피부에 과민반응을 보이게 된다.

진통제 과민반응이 의심될 때에는 특정 진통소염제만 피하였다고 안심해서는 안 된다. 한 가지의 비스테로이드성 진통소염제에 과민반응을 보이는 경우, 다른 종류의 비스테로이드성 진통소염제에도 같은 반응을 보일 가능성이 크기 때문이다. 따라서 아스피린을 포함한 모든 비스테로이드성 진통소염제를 금지해야 한다. 대다수의 환자들이 정확한 약제의 이름을 모른 채 감기약 알레르기라고만 기억하고 있어 유사한 약제가 반복 투여되어 심한 부작용을 경험하는 경우가 많다. 따라서 감기약 또는 진통소염제 복용 후 숨이 차거나 두드러기, 혈관부종이 생기면 알레르기 전문의와 면담을 통해 원인 약제를 분명히 밝히고 해당 약제를 기록하여 진료 때마다 의사에게 제시, 유사 성분을 재복용하지 않도록 해야 한다.

진통소염제와 항생제가 약물알레르기를 일으키는 약제로 널리 알려져 있지만, 빈도는 낮지만 다른 약제들도 약물알레르기를 일으킬 수 있다. 따라서 약을 복용하면서 이전에 없던 증상이 생겼다면 약물이 원인이 아닌지 감별하는 것이 중요하다. 따라서 약을 복용하는 중 어떤 증상이 생기면 의사와 상의하여 복용 중인 약제가 해당 증상을 유발할 수 있는지 확인하고, 중단을 해도 문제가 없는지 확인 후 약제를 중단하여 증상이 호전되는지 확인해보아야 한다.

중증피부유해반응이란?

중증피부이상반응Severe Cutaneous Adverse Drug Reaction, SCAR은 피부에 심한 염증이 생기는 약물반응으로 표피와 점막이 괴사되어 벗겨지는 스티븐스-존슨 증후군Stevens-Johnson Syndrome, SJS 독성표피괴사용해Toxic Epidermal Necrolysis, TEN와 피부반점과 함께 내부 장기에 염증이 생기는 약물과민반응증후군이 있다. 매우 드물게 발생하지만 영구적인 손상으로 후유증을 초래할 수 있으며 사망률이 10~30%로 높다. 알로푸리놀allopurinol이나 카바마제핀cabamazepine 관련 사례가 가장 많으나, 이들 약제를 쓰는 사람들 중에서도 수만 명에 한 명 이하로 생기기 때문에 예측이 어렵다. 일부 약제는 특정 면역 유전자를 가진 사람이나 신장 기능이 저하되면 약물 농도가 올라가는 경우 더 위험한 것으로 알려져 있으나, 아직까지 완벽한 예방은 어렵다. 따라서 약을 복용한 후 약간이라도 피부에 이상 소견이 나타나면 초기에 의사를 만나 상의를 하는 것이 필요하다.

의약품부작용 피해구제 제도

의약품부작용 피해구제 제도는 정상적으로 의약품을 처방, 조제, 복용했음에도 불구하고 부작용으로 피해를 입은 소비자에게 보상금을 지급하는 것으로, 드물지만 누구에게나 발생할지 모르는 심각한 피해에 대하여 피해자, 제조자, 의료공급자 모두를 보호하는 제도이다. 정상적인 용법과 용량으로 의약품을 사용했음에도 불구하고 약물반응으로 피해가 발생한 경우에 한국의약품안전관리원 의약품부작용 피해구제를 신청하면 사례를 평가한 후 보상금을 받을 수 있다(문의: 한국의약품안전관리원 의약품부작용 피해구제본부 https://karp.drugsafe.or.kr/).

준철 씨(58세)는 3년 전 신장암으로 수술을 받은 후 6개월마다 CT촬영을 했다. 지금까지 6번 조영제를 맞았으나 한 번도 이상 증상을 느낀 적이 없었는데, 1주일 전 이전과 동일한 조영제로 CT촬영을 하고 검사실을 나서던 중 갑자기 정신을 잃고 쓰러졌다. 혈압이 낮아 응급실로 이송되어 응급조치를 취한 후 회복되었고, 조영제 과민반응이라는 이야기를 들었다. 그럼 앞으로 준철 씨는 CT촬영을 해서는 안 되는 것일까?

조영제 과민반응, CT 찍어도 괜찮을까?

조영제는 영상검사를 시행할 때 X선의 투과도를 높이거나 낮춰 특정 병변이나 혈관을 잘 볼 수 있도록 도와주는 물질이다. 혈관이나 각종 장기는 물론, 숨은 작은 암 덩어리를 찾는 데 유용해서 반드시 사용해야 하는 경우가 많은데, 조영제가 혈관으로 주입될 때 화끈한 열감, 금속성 맛, 구역감을 유발할 수 있다. 이러한 증상은 우리 몸의 체액과는 확연히 다른 조영제의 물리·화학적 성질 때문에 발생하는 것으로, 대다수가 경험하지만 일시적으로 나타났다가 바로 호전되기 때문에 크게 문제가 되지 않는다.

문제가 되는 경우는 이러한 조영제를 맞고 과민반응이 생기는 것이다. 두드러기, 눈이나 입술의 부종, 후두가 부풀어오르는 증상, 심한 경우 준철 씨의 사례처럼 호흡곤란과 혈압 저하가 생기기도 한다. 과민반응은 조영제에 대한 특이 체질로 극히 일부에서만 발생하는데 심한 경우 쇼크 등 생명의 위협하는 증상으로 나타날 수 있어 간혹 '혹 떼러 왔다가 혹 붙여 가는' 결과를 낳기도 한다. 조영제 과민반응은 조영제를 처음 사용할 때도 나타날 수 있어 예측이 불가능하다. 이전에 과민반응을 경험한 적이 없는 사람에게 시행하는 조영제 피부시험은 증상 발생을 예측하는 데 도움이 되지 않는다.

그렇다면 어떤 사람에게 조영제 과민반응이 위험할까? 이전에 조영제를 맞았을 때 알레르기반응을 경험한 사람은 이후 다시 조영제를 투여할 경우 같은 증상이 재발할 가능성이 높다. 물론 이전 투여에서 별다른 문제가 없었다면 다음 투여에서도 안전할 가능성이 높다. 하지만, 수십 번이나 안전하게 사용한 뒤에 조영제 과민반응을 경험한 사례도 있으므로 이전에 문제가 없었다고 하여 앞으로도 문제가 생기지 않을 것으로 낙관할 수는 없다. 따라서 이전에 요오드화 조영제에 한 번이라도 과민반응을 경험한 적이 있는 경우에는 의료진에게 적극적으로 알려 요오드화 조영제를 사용하여 얻을 수 있는 이점과 재투여에 따른 위험을 따져보고 검사를 진행할 것인지 결정해야 한다.

과거에는 조영제 과민반응이 나타나면 조영제를 나시 사용하지 않도록 권고하였으나, 최근 의학의 발달로 알레르기 검사와 조영제 변경, 그리고 사전에 예방 약물을 투여하여 위험성을 최소화할 수 있게 되었다. 조영제 과민반응을 경험한 경우라도 꼭 필요하다면 알레르기 전문가의 관리 아래 응급조치에 대한 준비를 갖춘 후 진행할 수 있다.

이것만은 기억하세요!

1   어떤 약물을 복용하고 예상치 않은 반응이 나타날 때는 약물알레르기를 의심해봐야 한다.

2   증상은 발진, 두드러기 같은 피부 증상이 가볍게 나타나는 것에서부터 전신의 심한 발진과 혈관부종, 호흡곤란, 생명을 위협하는 아나필락시스쇼크까지 진행되기도 한다. 또한 발열, 오심, 구토, 설사, 근육 및 관절통과 임파선 비대, 혈액, 간, 신장, 폐 기능 장애를 보일 수도 있다.

3   세상 모든 약물이 약물알레르기의 원인이 될 수 있지만 일반적으로 항생제, 진통소염제, 항암제, 조영제 등이 약물알레르기를 일으키는 주요 원인 약제이다.

4   약을 먹고 나서 수 시간 내에 증상이 나타나는 경우에는 원인을 찾기 쉽지만 전신 발진의 경우 약을 문

제없이 수 주에서 수 개월 복용하다가 갑자기 나타
나기도 하므로 복용하고 있는 모든 약물들을 용의
선상에 올려야 한다. 또한 건강보조식품이나 한약,
영양제 등도 간과해서는 안 된다.

5   이전에 약물알레르기를 경험한 환자가 원인이 되는
약물을 재사용하면 더 심한 반응을 일으켜 생명을
위협할 수 있다. 따라서 약물알레르기를 경험한 사
람은 반드시 원인 약물을 확인하고 앞으로 피해야
할 약과 안전하게 복용할 수 있는 약을 알아두어야
한다.

에도 천식이 악화될 수 있다.

기상 변화

장마의 매우 추운 날씨, 높은 습도, 폭풍우, 그리고 황사 등도 천식 증상을 악화시킬 수 있다. 특히 폭풍우가 내리기 직전 기류에 의해 꽃가루나 곰팡이가 지상에서 불려 올라가 공기 중 꽃가루 농도가 높아지므로 증상이 악화되기도 한다.

음식 및 약물

[illegible] 비스테로이드 소염진통제와 같은 진통제가 증상을 악화시킬 수 있다.

감정 변화

스트레스도 천식 악화 요인의 하나로 여겨지며, 과장한 감정 표현 시에 과호흡에 의해 기관지 수축이 일어날 수 있다.

9장

아나필락시스

40세 은경 씨는 어느 날 갑자기 견과류 알레르기가 생겼다. 평소에도 가끔씩 먹던 견과류 믹스 제품을 아무 생각 없이 먹었는데 5분도 채 지나지 않아 갑자기 전신이 가렵더니 두드러기가 나기 시작했다. 곧이어 눈꺼풀이 부어서 눈을 잘 뜰 수가 없었고 가슴이 답답해서 숨이 잘 안 쉬어졌다. 죽을 것 같은 공포감을 느끼다가 의식을 잃고 말았다. 다행히 옆에 있던 남편이 바로 119를 불러서 가까운 응급실로 갔고 응급실 도착 후에는 얼마 지나지 않아 금방 의식을 회복했다고 들었다. 응급실에서는 견과류를 절대 먹지 말라고 했고 진단명은 아나필락시스였다.

아나필락시스, 죽음에 이를 수 있는 병

아나필락시스를 한마디로 설명하자면 그 범위가 전신에 걸쳐 발생하는 알레르기반응이라고 할 수 있다. 특정한 원인물질에 노출된 후에 피부에서는 두드러기나 혈관부종이 생기고 기도에서는 천식과 비염이, 눈에서는 결막염 증상이 생기면서 음식알레르기처럼 복통과 구역, 구토, 설사가 생기고 혈압이 떨어지는데 이런 반응의 전체 혹은 몇 개가 동시 다발적으로 급작스럽게 생길 때 이것을 아나필락시스라고 한다.

아나필락시스라는 병명은 익숙하지 않을지 몰라도 미디어 등을 통해서 이미 관련된 내용을 많이 접하고 있다. 땅콩알레르기가 있는 사람이 비행기를 탔다가 옆 사람이 먹은 땅콩 때문에 갑자기 심한 알레르기가 발생하여 문제가 생겼다는 이야기는 땅콩에 의한 음식 아나필락시스 사례이다. 봄철 산행 중 벌에 쏘인 후 정신을 잃어 헬리콥터를 타고 병원으로 이송되었다는 에피소드나 봉침을 맞고 사망했다는 뉴스는 벌독아나필락시스이다. 그 외 잘 알려져 있는 페니실린쇼크라던지 최근에 관심을 받고 있는 CT 조영제를 맞고 사망하는 경우 등은 모두 약물아나필락시스이다.

그럼 어떤 것들이 아나필락시스를 일으킬 수 있을까? 아나필락시스의 원인으로는 음식물, 곤충의 독, 약물, 라텍스 등이 유명하고 그 외에 운동이나 추운 온도, 더운 온도와 같은 물리적인 조건에 의해서 일어나는 경우도 있는 것으로 알려져 있다. 음식물은 특히 어린이들에서 아나필락시스의 주된 원인이고 약물은 성인 아나필락시스의 주요 원인이다. 음식물 중에서도 우유, 계란, 갑각류(새우, 게, 바닷가재 등), 견과류(호두, 아몬드, 피스타치오 등), 땅콩, 콩, 밀가루 등이 아나필락시스를 일으키는 주요 원인이 된다. 외국과 달리 특히 우리나라에서 더 유의해야 하는 식품도 있는데 대표적인 것이 메밀과 번데기이다. 약물 중에는 페니실린뿐만 아니라 진통소염제, 항암제, CT 조영제 등이 아나필락시스의 원인이 될 수 있다.

아나필락시스의 어원

아나필락시스는 고대 그리스말로 '반대'라는 뜻의 ana-와 '보호'라는 뜻의 phylaxis가 합해진 말로 말 그대로 풀이하면 '보호를 하려고 했는데 반대로 되었다'라는 의미이다. 아나필락시스라는 용어는 1902년 프랑스의 생리학자 샤를 리셰Charles Richet가 처음 사용했다. 리셰는 말미잘 독의 독성을 줄이기 위한 동물 실험을 했다. 개에게 적은 용량의 말미잘 독을 주사하여 독에 대한 저항성을 유도하려 하였던 것인데, 처음 개에게 소량의 말미잘 독을 주사했을 때는 거의 아무런 반응을 일으키지 않았다. 그러나 3주 후 다시 같은 개에게 처음보다 훨씬 적은 양의 독을 주사하였을 때 몇 초 만에 갑자기 숨을 헐떡이다가 쓰러지더니 피를 토하며 죽었다. 실험의 가설이 옳았다면 개는 말미잘 독에 대한 저항성을 갖게 되었어야 했는데 오히려 말미잘 독을 주사하자마자 갑자기 죽어버린 것이었다.
리셰는 처음에는 이 반응을 독소의 특유한 현상이라고 생각하였으나 추가적인 연구를 통해 이 반응이 다른 생물에서 나온 외부의 단백질에 의해서도 발생할 수 있다는 것을 확인하였다. 그는 이 현상을 예방하려고 했던 것이 반대의 결과를 가져왔다는 뜻에서 '아나필락시스'라고 이름을 붙였고 그 공로를 인정받아 1913년에 노벨상을 수상했다.

어떤 경우에 아나필락시스를 의심해야 할까?

아나필락시스는 전신에 급성으로 발생하는 알레르기반응이기 때문에 침범한 장기에 따라 증상이 다양하게 나타날 수 있다. 가장 전형적인 증상은 갑자기 피부가 가렵거나 두드러기가 나면서 어지럽거나 숨이 차는 것이다. 어지럽거나 숨이 차는 증상이 나타나는 질환은 여러 가지가 있지만 피부 발진이 함께 진행되는 경우는 아나필락시스밖에 없다. 가끔 피부 증상이 없거나 늦게 나타나는 경우도 있다. 이럴 때는 특정 음식을 먹고 한두 시간이 채 안 된 상태에 갑자기 숨이 차거나 어지럽거나 배가 심하게 아프고 구토가 나거나 설사를 하는 경우 아나필락시스를 의심해보아야 한다.

이 외에도 초기 증상으로 비염과 같이 콧물이 물처럼 줄줄 흐르면서 코가 꽉 막히거나 눈이 간지럽고 눈물이 나는 증상도 있을 수 있고 심지어는 간질 발작을 하는 경우도 있다. 이 중 가장 중요한 증상은 어지러움이다. 어지러움은 보통 혈압이 떨어져서 뇌에 피가 잘 전달되지 않을 때 나타나는 위험한 증상이기 때문이다. 그렇기 때문에 이렇게 혈압이 떨어지는 아나필락시스를 '아나필락시스쇼크'라고 따로 부르기도 한다. 어떤 경우가 되었건 간에 이러한 모든 증상이 수 분에서 수십 분 안에 빠르게 진행한다는 것이 아나필락시스의 큰 특징이다. 때문에 수 일에 거쳐 여러 장기에 알레르기 증상이 나타나는 경우는 아나필락시스로 보기 어렵다.

반드시 원인을 찾아내야 하는 병

아나필락시스의 증상은 매번 똑같이 나타나지 않는다. 즉, 이번에 증상이 심하지 않았다 해도 다음에 발생할 때는 생명을 위협할 정도로 심한 반응이 생길 수도 있다는 것이다. 따라서 아나필락시스가 발생하였을 때는 반드시 원인을 확인하고 응급약을 지참해야 한다.

벌독과 같이 곤충에 쏘인 후에 발생하는 아나필락시스는 곤충을 목격하기만 해도 진단이 매우 쉽다. 반면에 음식물이나 약물과 같이 한꺼번에 여러 가지를 동시에 섭취하는 경우에는 원인을 찾기가 쉽지 않다. 음식물이나 약물의 경우 피부시험이나 혈액검사를 통해 어느 정도 원인을 추려낼 수 있는 경우도 있지만 검사가 정확하지 않기 때문에 반드시 병력과 검사 결과가 일치하는지 확인을 해야 한다. 위의 은경 씨의 경우도 견과류를 먹고 아나필락시스가 발생하기는 했지만 피부시험이나 혈액검사에서는 견과류가 나오지 않을 수 있다. 이 경우에도 은경 씨는 병력 상 견과류에 의한 아나필락시스가 강력히 의심되기 때문에 견과류는 피하도록 하고 원인확인을 위해서 유발검사을 해야 한다. 유발검사는 원인으로 의심되는 물질이나 상황에 환자를 다시 노출시켜서 또 반응이 일어나는지 확인하는 검사로 알레르기 검사 중 가장 정확하다. 하지만 유발검사은 아나필락시스 증상이 재현될 경우 생명을 위협할 수 있는 위험한 검사이므로 반드시 알레르기 전문의의 감독하에서 증상, 혈압과 폐 기능 등 수치들을 모니터링하며 시행해야만 한다.

　많은 환자들이 아나필락시스를 다시 경험하는 것에 대해 심한 부담을 갖기 때문에 유발검사를 하지 않고, 대신 본인이 의심하는 원인을 회피하는 것으로 대체하려고 한다. 그런데 이것은 상당히 위험한 발상이다. 특히 음식물의 경우 보통은 여러 가지 식재료를 이용해 요리가 되어 있는 상태의 음식을 먹은 후에 아나필락시스가 발생하기 때문에 원인이 숨어 있을 수 있다. 또 약물에 의한 아나필락시스의 경우에도 흔히 생각하는 약물알레르기가 아닌 다른 약제가 원인일 때가 적지 않다. 이렇게 무방비 상태에서 다시 아나필락시스를 다시 경험하는 것보다는 그래도 만반의 준비를 한 상태에서 다시 경험하는 것이 훨씬 덜 위험하기 때문에 검사하는 사람이나 검사를 당하는 사람 모두 부담스럽지만 유발검사를 시행해서 원인을 밝히는 것이다.

먹어도 아무 문제 없던 음식이 왜 갑자기 치명적이 된 걸까?

물론 이전부터 알레르기가 있던 식품이나 약물을 먹고 아나필락시스가 생기는 경우도 있지만 대부분은 은경 씨처럼 이전에는 아무런 문제없이 잘 먹던 음식이나 약물에 갑자기 아나필락시스가 발생한다. 그 이유는 '감작感作'이라는 현상으로 설명할 수 있다. 간단히 말하면 다음과 같다. 우리 몸의 면역세포들은 몸에 들어오는 물질을 해로운 것과 해롭지 않은 것으로 나누어서 인식하고 해로운 자극이라고 생각되는 물질이 들어오면 공격한다. 그런데 면역세포가 처음 보는 물질이 몸에 들어오면 처음에는 해로운 것인지 해롭지 않은 것인지 알지 못해서 반응을 할 겨를이 없이 지나가버린다. (세균이나 바이러스처럼 오랫동안 인류를 괴롭히고 있는 적에 대해서는 면역세포가 처음 만나도 바로 적으로 식별해서 공격할 수 있다.) 이후 자꾸 같은 물질이 들어오면 면역세포가 그 물질에 대해서 공부를 하게 되고 어느 순간 그 물질을 해로운 물질로 간주하면 반응을 하게 된다는 것이다. 따라서 어떤 사람이 어떤 물질에 대해서 두드러기나 아나필락시스 같은 알레르기가 있는 경우, 그 사람은 이미 이전에 그 물질에 노출이 된 경험이 있을 가능성이 매우 높다.

생명을 위협하는 아나필락시스, 응급약 휴대는 필수!

아나필락시스의 원인을 알고 주의한다 해도 의도하지 않게 원인에 노출되는 경우가 있다. 은경 씨의 경우 견과류나 땅콩을 피해야 하지만 그것이 현실적으로 그렇게 쉽지가 않다. 예를 들어 베트남 음식점에서 식사를 하였다고 하면 관련 음식을 시키지 않아도 음식물에 땅콩 가루가 들어 있을 수 있다. 물론 미리 땅콩이나 견과류를 빼달라고 요청해야 하지만 그것만으로 안심할 수 없는 것이 아주 예민한 사람은 이전에 땅콩을 조리한 팬에 조리한 음식을 먹고도 아나필락시스가 발생하기도 한다. 이런 비상사태가 생길 수 있기 때문에 아낙필락시스 진단을 받았다면 비상약을 항상 가지고 다녀야 한다.

비상약은 바로, 아드레날린이라고도 부르는 에피네프린Epinephrine
이다. 에피네프린은 주사제만 있기 때문에 아나필락시스 환자가 가
지고 다니는 에피네프린을 휴대용 또는 자가주사용 에피네프린이라
고 한다. 국내에서는 이 주사를 처방받았다 해도 병원이나 약국에서
살 수는 없고 처방을 받은 환자에 한해서 서울 중구 을지로에 있는
'한국희귀·필수의약품센터'라는 곳을 통해 구입한다. 이 주사는 허
벅지 옆쪽에 근육주사하도록 만들어져 있기 때문에 보통 사람들에
게는 사용이 어려울 수 있다. 따라서 약제를 잘 사용하기 위해서는
약물을 구입하는 곳에서 사용 방법을 잘 배워야 한다.

한국희귀·필수의약품센터

희귀의약품이란 국내 환자수가 20,000명 이하인 질환에 사용되
는 의약품으로, 적절한 치료 방법과 의약품이 개발되지 않은 질
환에 사용하거나 기존에 사용하던 대체의약품보다 현저하게 안
전성이나 효과가 좋아진 약물을 말한다. 약물을 정식으로 판매
하려면 대규모의 임상시험을 통해 효과와 안전성을 확인해야
하는데 희귀질환은 환자가 많지 않아 임상시험 진행이 어렵고
수요도 적어 일반 회사들이 개발, 판매하기가 쉽지 않다. 한국

희귀·필수의약품센터는 이러한 희귀질환자들이 안정적인 치료를 위해서 국내에 유통되지 않는 희귀의약품을 공급하는 기관이다. (문의: 한국희귀·필수의약품센터, https://www.kodc.or.kr/)

에피네프린 주사는 강력한 승압제(혈압을 높이는 약)로 우선은 떨어진 혈압을 정상화시키고 그 외 여러 가지 작용을 통해 아나필락시스의 각종 증상을 호전시킨다. 에피네프린은 승압제이기 때문에 부작용으로 혈압이 높아지고 심장이 두근거리는 증상이 흔하게 나타나며 두통도 종종 생긴다.

또한 이 약물은 근육주사용으로 만들어졌기 때문에 근육이 아닌 곳에 주사하면 안 된다. 주사를 혼자 사용하는 것이 쉽지 않고 부작용도 상당하므로 많은 환자들이 먹는 약으로 비상약을 처방받고 싶어한다. 하지만 아나필락시스는 모든 증상이 순식간에 일어나기 때문에 먹는 약을 사용할 경우 약물이 흡수되기 전에 치명적인 증상이 나타날 수 있다.

증상이 심하면 에피네프린이 한 개 이상 필요한 경우도 있다. 때문에 아나필락시스의 징조가 있으면 바로 자가주사용 에피네프린을 주사하고 응급실로 이동해야 한다. 자가주사용 에피네프린을 주사한 후 증상이 다 좋아지는 경우도 있는데 이 경우에도 증상이 모두 호전되었다가 수 시간 후 다시 아나필락시스 증상이 생길 수 있기 때문에 반드시 응급실을 방문해야 한다. 자가주사용 에피네프린은 말 그대로 응급실까지 가는 시간을 벌어주는 주사이다. 소아나 청소년의 경우 집, 학교에도 한 개씩 비치하는 것이 좋다. 해외여행을 갈 때에는 항공사에 미리 이야기해서 에피네프린을 지참하고 탈 수 있도록 하고 기내식 등에 알레르기 원인물질을 빼달라고 요구한다.

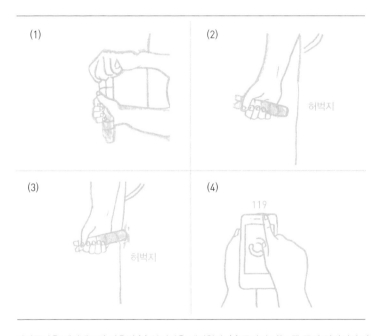

자가주사용 에피네프린 사용법 (1) 안전핀을 제거한다. (2) 주사의 바늘 쪽 끝이 허벅지의 바깥쪽을 향하게 주사를 꽉 잡는다. (3) 허벅지에 90도가 되도록 주사하고 바늘이 허벅지에 들어갔으면 그대로 3초간 잡고 있다가 주사를 제거한다. (4) 도움을 받을 수 있는 곳에 연락하여 응급실로 간다.

12살 형선이는 요즘 표정이 어둡다. 점심시간에 밥 먹고
진구들이랑 숙구하는 시니 니이있는데 이느 '날 축구를 하던
중에 갑자기 온몸이 가렵고 숨이 잘 안 쉬어지더니 눈앞이
까매졌다. 그 다음에는 기억이 나지 않는다. 눈을 떠보니
응급실이었고 위험한 알레르기가 생겼다고 하는 말을 얼핏
들었다. 그날 먹은 것이라고는 점심 급식으로 먹은 스파게티,
마늘빵, 피클, 크림스프밖에 없는데…. 그건 그 전에도 잘 먹던
것이고 형선이가 좋아하는 메뉴다. 응급실을 다녀온 후에도
급식에 같은 메뉴가 나와서 먹어봤지만 아무런 문제가 없었다.
그런데도 진단이 정확히 될 때까지 축구는 금지라고 하니
이만저만 답답한 것이 아니다.

특이한
아나필락시스

▌ 식품의존운동유발아나필락시스

형선이의 아나필락시스 원인은 밀가루였다. 그런데 단순한 밀

가루아나필락시스는 아니고 '밀가루의존운동유발아나필락시스'라는 긴 이름의 아나필락시스였다. 이 병은 원인 음식물을 먹기만 해서는 발생하지 않고 원인 음식물을 먹고 운동을 해야 발생하는 특이한 아나필락시스이다.

밀가루는 우리 몸에 들어오면 소화 과정을 거치면서 조금씩 조금씩 분해가 되어 소장을 통해 흡수된다. 그런데 밀가루가 채 소화되지 않았을 때 운동을 하면 소화가 덜 된 밀가루가 혈액으로 바로 흡수되는 수가 있다. 그런데 하필 그 사람이 밀가루가 덜 분해된 그 물질에 대해서 알레르기가 있는 경우에 밀가루의존운동유발아나필락시스가 생길 수 있다. 이런 환자들은 밀가루 음식을 먹기만 해서는 아나필락시스가 생기지 않고 밀가루를 먹지 않은 상태에서 운동만 하는 경우에도 아나필락시스가 생기지 않는다. 밀가루를 피하는 것이 가장 좋지만 만약 밀가루를 먹게 되면 2~3시간 이상 충분히 소화가 될 때까지 안정을 취했다가 운동을 하면 괜찮은 경우가 많다.

지금까지 알려진 식품의존운동유발아나필락시스의 원인 음식물로는 밀가루가 가장 대표적이고 그 외 조개류, 견과류, 사과, 복숭아, 포도 등의 과일과 샐러리, 양배추 등의 야채가 알려져 있다. 식품의존운동유발아나필락시스 환자 중에는 원인 음식물을 먹은 후 운동을 하지 않아도 아스피린과 같은 진통소염제를 먹거나 음주를 했을 때 동일한 증상이 나타나는 경우가 있으므로 주의가 필요하다.

▌고기아나필락시스

우리나라 사람들은 돼지고기나 쇠고기 같은 적색육을 알레르기의 주된 원인으로 생각하지만 실제로 고기에 알레르기가 있는 사람은 매우 드물다. 그런데 최근 미국에서 새로운 유형의 고기아나필락시스 환자가 발견되면서 또 하나의 새로운 아나필락시스가 알려지게 되었다. 이 새로운 고기아나필락시스의 원인이 되는 물질은 영장류를 제외한 포유동물의 세포에 있는 알파갈 α-gal이라는 탄수화물이다. 이 병의 특징은 다른 아나필락시스와는 달리 적색육을 섭취한 후 3~8시간 정도의 상당한 시간이 지난 후에 아나필락시스가 일어난다는 것이다. 알파갈아나필락시스가 있는 사람은 쇠고기, 돼지고기, 양고기, 말고기, 고래고기 등 포유류의 고기는 먹어서는 안 되지만 가금류(닭고기, 오리고기 등), 생선 등은 문제없이 먹을 수 있다. 이 병은 진드기*에 물려서 생기는 것으로 알려져 있는데 다른 음식 알레르기와 달리 진드기에 물리지 않고 아나필락시스를 잘 피하면 시간에 따라 좋아지는 사람도 있다. 보통 좋아지는 데 짧게는 8개월에서 길게는 5년까지 시간이 걸린다고 한다.

---

* 여기서 이야기하는 진드기는 집먼지진드기mite와 같이 눈에 보이지 않는 종이 아닌 사슴 등 동물의 피를 빨아먹는 야생진드기tick를 말한다.

진드기에 물려서 고기알레르기가 생겼다고?

왜 갑자기 알파갈에 대한 알레르기가 생겨난 것일까? 이에 대한 해답은 질병의 지역별 발생분포를 통해 실마리를 얻을 수 있었다. 이 질환을 밝혀낸 토머스 플랫츠밀스Thomas Platts-Mills은 미국의 일부 중부와 동부 지역에서만 알파갈아나필락시스가 발생하는 것을 발견했다. 그리고 그 지역들이 론스타진드기lone star tick라는 진드기의 주요 서식지라는 것도 알게 되었다. 연구결과 론스타진드기의 침에 알파갈이 들어 있고 이 진드기가 사람을 물면서 알파갈이 사람의 혈액 안에 들어가서 감작을 시키고 그 결과로 고기에 대한 아나필락시스가 생긴다는 것을 밝혀냈다.

현아 씨는 집 앞 빵집에서 케익을 사먹을 때마다 아나필락시스가 발생한다. 현아 씨가 아나필락시스를 경험한 것은 이번이 처음이 아니었다. 이전에 처음 방문한 중국집에서 짜장면을 먹고도 아나필락시스가 생긴 적이 있었고 칼국수를 먹고 생긴 적이 있었다. 작년에는 피자를 먹고 생긴 적도 있다. 하지만 그런 밀가루 음식을 먹을 때마다 전부 아나필락시스가 생기는 것은 아니었고 밀가루 음식을 먹고 운동을 한 것도 아니었다.

원인이 숨어 있는
아나필락시스

▌ 팬케이크아나필락시스

분명히 밀가루를 먹은 후에 아나필락시스가 생기는 것 같은데 또 밀가루 음식을 먹을 때마다 전부 생기지는 않는 경우가 있다. 이 럴 때 팬케이크아나필락시스 또는 경구진드기아나필락시스를 의심해볼 수 있다. 온도와 습도가 잘 맞으면 오래된 밀가루 안에는 진드기가 자랄 수 있다. 그 밀가루로 음식을 만들면 음식 안에는 당연히 진드기가 들어갈 것이다. 만약 그 밀가루로 만든 음식을 먹는 사람이 진드기에 알레르기가 있으면 섭취한 진드기에 의한 아나필락시스가 발생할 수 있다. 이런 경우를 '팬케이크아나필락시스'라고 부르는데 팬케이크아나필락시스의 원인으로는 우리가 잘 아는 미국 집먼지진드기나 열대진드기 같은 것이 있다. 팬케이크아나필락시스는 처음 보고된 멕시코와 같이 진드기가 자라기 좋은 열대나 아열대 지역에서 주로 발생하는 것으로 알려져 있다. 우리나라에는 아직 보고된 사례가 없지만 미국이나 일본에서는 보고된 적이 있다. 밀가루를 냉동기에 넣어서 보관하면 팬케이크아나필락시스를 예방하는 데 도움이 될 수 있다. 밀가루 이외에 치즈나 햄 등을 먹고 이병이 생긴 사람도 있다.

▌ 아니사키스(고래회충)아나필락시스

아니사키스는 고래나 돌고래, 물개 등의 위에 기생하는 기생충이다. 사람은 명태, 조기, 광어, 대구 등의 생선이나 낙지, 오징어 등을 날 것으로 먹고 감염되는 경우가 많다. 보통 살아 있는 아니사키스를 먹고 감염이 되면 이 기생충이 사람의 위 벽을 뚫고 들어가면서 급성 복통을 일으킨다. 하지만 아니사키스에 알레르기가 있는 사람이 아니사키스에 감염된 생선을 먹으면 어떻게 될까? 이 경우에는 생선을 조리해서 먹어도 아니사키스에 대한 알레르기반응이 나타날 수 있다. 대부분은 두드러기 정도의 가벼운 반응이 나올 때가 많은데 아나필락시스까지도 생길 수 있는 것으로 알려져 있다. 진단을 위해서는 섭취한 생선과 아니사키스에 대한 혈액검사를 해서 생선에는 알레르기가 없고 아니사키스에 대해서는 알레르기가 있는 것을 확인하면 아니사키스알레르기를 의심해볼 수 있다.

아나필락시스는 온 몸의 장기에 동시에 생기는 알레르기반응으로 생명을 위협하는 질환이다. 가벼운 증상이라 해도 몸의 여기 저기 동시에 반응이 나타나는 경우 다음 번 반응은 더 강하게 나타날 수도 있기 때문에 병원을 방문하여 원인을 확인해볼 필요가 있다. 원인을 밝히는 것이 가장 중요한데 아무리 검사를 해봐도 원인이 꼭꼭 숨어 있는 경우들도 있기 때문에 진단에 인내심이 필요하다. 언제 무슨 문제가 생길지 모르니 반드시 자가주사용 에피네프린을 상비하고 만약 아나필락시스가 발생하면 자가주사용 에피네프린을 주사한 후 바로 응급실로 가야 한다.

1 아나필락시스는 전신에 걸쳐 발생하는 알레르기반
   응이다.

2 아나필락시스의 주된 원인으로는 갑각류, 견과류
   등의 음식물, 약물, 곤충의 독 등이 있지만 운동이
   나 온도 차이도 아나필락시스를 일으킬 수 있다. 국
   내에서는 메밀이나 번데기에 의한 아나필락시스도
   자주 발생한다.

3 아나필락시스가 발생하였으면 반드시 원인을 파악
   해서 회피해야 하며 비상사태를 대비해 자가주사용
   에피네프린을 상비해야 한다.

4 원인을 찾기 어려운 특이한 아나필락시스도 많이
   존재한다.

10장

호산구증가증

특별히 건강에 문제가 없던 재원 씨는 올해 직장
건강검진에서 이상한 이야기를 들었다. 혈액검사에서
호산구라는 것이 늘어나 있으니 큰 병원에 가서
검사를 해보라는 것이었다. 호산구가 뭐지? 균
이름인가? 이름조차 낯설기만 한 진단에 재원 씨는
당혹스럽기만 하다.

호산구란
무엇인가?

사람의 피에는 여러 가지 성분이 들어 있다. 피를 현미경으로
관찰하면 물 같은 부분과 건더기 같은 것이 보이는데 그 건더기에
해당하는 것을 세포라고 한다. 세포는 크게 적혈구, 백혈구, 혈소판
으로 나누어진다. 적혈구赤血球는 이름 그대로 붉은 색을 띠는 세포
로 우리 몸의 산소와 이산화탄소를 운반하는 역할을 한다. 피가 붉
은 색을 띠는 이유도 적혈구 때문이다. 혈소판은 지혈을 담당하는
세포로 혈소판이 없으면 쉽게 피가 나고 피가 잘 멈추지 않는다. 백
혈구白血球는 적혈구와 대비하여 흰색을 띠는 세포이다. 이 백혈구가
바로 우리 몸의 면역 기능을 담당하는 면역세포이다. 나라를 지키는

군대에도 육군, 해군, 공군 등 다양한 종류의 군대가 있는 것처럼 우리 몸을 지키는 백혈구도 림핑하는 역힐에 따라 호중구好中球, 초산구好酸球, 호염기구好鹽基球, 림프구, 단핵구單核球 등으로 다양하게 나누어진다. 이렇게 다양한 백혈구 중에 하나가 호산구인 것이다.

산성 체질은 호산구가 많다?

호산구의 이름을 그대로 풀어보면 '산을 좋아하는 세포'라는 뜻이다. 하지만 호산구와 산은 직접적으로 관련이 있는 것은 아니다. 영어로 호산구는 에오시노필eosinophil이라고 하는데 이것은 에오신eosin이라는 염색약의 이름과 좋아한다는 뜻의 -phil이 합해진 말이다. 백혈구 중 에오신이라는 산성 염색약에 염색이 잘 되는 세포라는 뜻인데 우리말로 번역하니 '호산구'라는 이름을 갖게 된 것이다. 체질이 산성이라는 말은 과학적인 용어는 아니다. 만약 진짜로 체액이 산성이 되면 전신 장기에 큰 문제를 일으켜서 생명을 위협받게 된다.

호산구는
알레르기 세포!

혈액검사를 했는데 호산구가 말초혈액에서 500개 이상 증가되어 있는 경우를 호산구증가증이라고 한다. 호산구가 증가되는 가장 흔한 원인은 알레르기 질환이 있는 경우이다. 호산구는 앞서 소개했던 비만세포와 함께 알레르기 질환에서 가장 중요한 세포 중 하나이다. 집먼지진드기와 같은 알레르겐이 우리 몸에 들어오면 처음에 비만세포가 이것을 감지해서 염증을 일으킨다. 동시에 비만세포는 '이쪽에 외부의 침입이 있으니 지원군을 보내라!'라는 신호를 보내는데 이런 신호를 여러 면역세포가 받아서 굉장히 복잡한 반응을 만든다. 그 반응의 결과 염증이 일어난 부위로 이동하는 세포들 중에 가장 두드러지는 것이 바로 호산구이다.

호산구는 매우 강력한 염증물질을 낸다. 문제는 이렇게 일어난 염증이 외부의 적만을 공격하는 데 쓰이는 것이 아니고 아군 측에도 피해를 입힌다는 것이다. 누가 우리나라에 쳐들어오면 총도 쏘고 수류탄도 던지고 해서 적을 물리칠 수는 있지만 우리 땅에 있던 건물도 부서지고 도로도 망가지는 것처럼 염증이 생기면 인체의 정상적인 조직도 함께 부서진다. 이렇게 정상적인 조직에 상처가 나서 작은 자극에도 예민해지는 병이 바로 알레르기인 것이다. 천식 환자의 가래나 알레르기비염 환자의 콧물 등에서 흔히 발견되는 세포가 바로 호산구이고 이 호산구가 증가해 있을수록 천식이나 알레르기비염의 증상이 심한 경우가 많다.

알레르기에서 생기는 염증은 균이나 바이러스 같은 나쁜 물질이 없는데도 쓸데없이 일어나는 염증이기 때문에 염증을 없애는 것이 치료의 근간이다. 알레르기 염증에서 가장 중요한 세포가 이 호산구이기 때문에 결국 호산구를 없애는 것이 알레르기 질환의 중요한 치료 전략이 된다. 다행히도 호산구를 없애는 데 매우 효과적인 약물이 이미 널리 사용되고 있다. 바로 '스테로이드'이다. 그런데 잘 알려져 있는 바와 같이 장기적으로 전신 스테로이드(먹거나 주사로 맞는 약)를 사용하게 되면 고혈압, 당뇨, 골다공증, 백내장, 녹내장, 면역결핍 등 심각한 부작용이 나타난다. 그래서 이런 부작용이 없이 사용할 수 있는 스테로이드를 개발했는데 그것이 바로 천식에서 사용하는 흡입 스테로이드와 비염에 사용하는 스테로이드 코 스프레이 같은 국소 스테로이드 제제이다. 이런 국소 스테로이드 제제는 전신적인 부작용 없이 국소적으로 발생한 호산구성 염증을 효과적으로 치료하기 때문에 현대 알레르기 치료에서 가장 중요한 약제들이다. 최근에는 국소 스테로이드만으로 조절이 잘 되지 않는 심한 호산구성 염증을 부작용 없이 치료할 수 있는 항 IL-5 항체 같은 표적치료제도 개발되어 심한 천식이나 다른 호산구성 질환에 사용하고 있다.

알레르기 질환에 의해서 호산구 수치가 증가할 때는 보통 1,500

개 이상을 넘지 않는 경우가 많다. 그렇기 때문에 호산구가 1,500개 이상으로 증가되어 있다면 조금 더 신경을 써서 원인을 찾아보고 관리해야 한다. 말초혈액에서 호산구의 수치가 호산구가 1,500개 이상인 경우를 과호산구증가증이라고 부른다.

호산구증가증의 흔한 원인, 개회충증

호산구가 우리 몸에서 하는 주된 역할은 기생충의 침범에 대항하여 우리 몸을 방어하는 것이다. 따라서 호산구가 증가해 있다고 하면 가장 먼저 기생충 감염이 있지 않은지 확인을 해봐야 한다. 우리나라는 1960년대 이후 국가와 학계의 노력으로 기생충이 거의 박멸되었고 2013년에는 기생충 감염률이 전체 인구 중 2.6%로 감소하였다. 특히 회충, 간흡충(간디스토마), 폐흡충(폐디스토마) 등 이전부터 잘 알려져 있던 사람의 기생충 질환은 획기적으로 감소하였다. 그러다 보니 요즘 세상에 무슨 기생충이 있나 싶겠지만 요즘에도 기생충 감염이 심심치 않게 발견된다.

한국에서 가장 흔한 기생충은 개회충이다. 개회충은 말 그대로 개나 고양이의 회충을 말한다. 개회충은 원래 개나 고양이의 소장에 사는 기생충이다. 그런데 제 집이 아닌 사람의 몸 속에 들어오다 보니 길을 잃고 헤매게 된다. 그렇다고는 해도 대부분의 경우 개회충은 사람의 몸속에 들어와도 아무런 문제를 일으키지 않는다. 하지만 간혹 증상을 나타내는 경우도 있는데 이럴 때 개회충이 주로 잘 가는 곳이 간, 폐, 뇌, 안구 등이다. 면역력이 떨어져 있는 사람에는 매우 심한 전신 감염증을 일으키는 경우도 있다. 개회충이 간에 가는 경우 간수치가 나빠지고 CT나 복부 초음파를 해보면 호산구성 농양(고름집)이 만들어져 있는 것이 관찰될 때도 있다. 개회충이 폐에 가는 경우에는 기침, 가래, 객혈 등이 있을 수 있고 엑스레이에서는 마치 폐렴과 비슷하게 폐침윤 소견을 관찰할 수 있다. 뇌로 가는 경우에는 중풍과 유사한 증상이 생길 수도 있고 안구로 가는 경우 시력저하로 인해 심하면 실명하는 경우까지 생길 수 있다.

그런데 개의 소장에 있어야 할 개회충이 난데없이 왜 내 몸에 들어온 것일까? 내가 개의 대변이라도 먹었다는 말인가? 실제로 반려동물을 키우는 경우 반려동물의 배설물에 노출이 될 가능성이 상당히 높기는 하다. 하지만 일반적으로 개회충의 알은 개의 몸 밖으로 나와서 흙에서 어느 정도 자란 후에 사람의 몸속에 들어가야 감염을 일으킬 수 있다. 때문에 개에게서 사람이 직접 감염이 되는 일은 흔하지 않다. 사실 아직 개회충이 어떻게 사람의 몸속으로 들어오는지는 잘 알려져 있지 않다. 다만 주로 생 소간을 먹은 사람들에서 개회충증이 자주 생겼기 때문에 익히지 않은 소간을 통해서 옮을 가능성이 가장 높은 것으로 생각하고 있다. 그 외에 사슴이나 자라의 피를 통한 감염도 있는 것으로 알려져 있고 흙장난을 치다가 흙을 통해 감염되거나 유기농 채소 등을 잘 씻지 않고 먹었을 때도 감염될 가능성이 있다.

개회충증은 구충제를 먹으면 치료된다. 일반적으로 구충제를 하루이틀 정도 먹으면 대부분의 기생충 질환을 치료할 수 있지만 개회충증을 치료하기 위해서는 보통 5~7일 정도 상당히 긴 기간 복용해야 한다. 이렇게 치료기간이 긴 이유는 아마도 사람의 몸속에서 길을 잃은 개회충이 인체의 아무 곳에나 가서 집을 짓고 있기 때문에 통상적인 복용법으로는 충분히 개회충을 죽이기 어렵기 때문이다. 비슷한 이유로 개회충증에 대해서 구충제를 모두 복용한 후에도 호산구 수치가 감소하는지 등을 면밀히 확인하여 필요한 경우 반복 치료를 한다.

기생충에 감염되면 알레르기가 사라진다?

호산구를 증가시키는 기생충, 그럼 기생충감염도 알레르기 질환일까? 물론 알레르기 질환과 기생충 감염증은 완전히 다른 질환이다. 하지만 기생충 감염과 알레르기 질환 간에는 연관성이 있다는 주장이 있다. 과거 기생충 감염이 많은 나라에서는 알레르기 질환자가 적었는데 기생충을 박멸하고 나니 알레르기 질환이 늘어났다는 것이다. 이런 주장은 앞에서 잠깐 소개했던 위생가설과도 일맥상통하는 부분이 있다. 기생충 감염과 알레르기 질환을 일으키는 면역시스템이 호산구나 비만세포를 이용하는 같은 시스템이기 때문에 기생충에 감염이 되어 있으면 알레르기를 그만큼 덜 일으킨다는 가설이다. 이런 가설을 바탕으로, 알레르기 질환을 치료하려면 기생충에 감염되면 된다는 주장까지도 있었다. 또 기생충 추출물을 알레르기 질환의 치료제로 개발하려는 시도도 있었지만 상용화되고 있지는 않다. 앞서 이야기한 바와 같이 아니사키스에 의한 아나필락시스도 있을 수 있는 만큼 알레르기를 고치기 위해 기생충에 감염될 필요까지는 없을 것 같다.

얼마 전 상만 씨는 갑자기 심하게 숨이 차서
응급실에 갔다. 의사는 상만 씨에게 심장이 늘어나서
숨이 찬 것이라고 입원을 권유했다.

그러면서 혈액검사에서 호산구라는 세포가 너무 많이
증가해서 골수검사를 받아야 한다고 한다. 상만 씨는
불현듯 5년 전 일이 떠올랐다. 직장 건강검진에서
호산구라는 세포가 높다고 하여 대학병원에
갔었다. 담당 의사는 아직은 별문제 없으니 검사만
주기적으로 하자고 했었는데… 매 3개월마다
혈액검사며 엑스레이며 심전도며 할 때마다 괜찮다는
말만 들어서 일 년 정도 병원을 다니다가 그냥
안 가버렸다. 당시에 심장이 안 좋아질 수 있다고
했었는데…

암만큼 위험할 수 있는 병, 과호산구증후군

호산구가 증가하는 여러 질환들이 있지만 늘어난 정도가 1,500
개 이상인 과호산구증가증의 경우에는 항상 주의가 필요하다. 호산구를 포함한 백혈구가 늘어나는 상황은 크게 두 가지로 이야기 할 수 있다. 한 가지는 늘어날 이유가 있어서 늘어나는 상황이고 다른 한 가지는 늘어날 이유가 없는데 늘어나는 경우이다. 예를 들어 기생충이 있어서 방어를 위해서 호산구가 늘어나는 것이 전자의 경우이다. 알레르기도 전자의 경우이다. 지금 이야기하는 과호산구증후군은 후자다. 좀 더 쉽게 인간 사회에서 군대를 생각해보자. 적이 쳐들어와 전시 상황이 되면 원래 있던 군인들은 물론이고 예비군도 동원되고 어느 정도 나이가 되어 병력으로 사용할 수 있는 사람들을 모집해서 신병으로 키워내게 된다. 이 경우 군인의 숫자는 늘어나지만 적을 섬멸한다는 합당한 목표를 갖고 늘어난 것이고 지휘부의 통솔에 따라 일사분란하게 움직인다. 물론 적을 물리치고 나면 다시 평시로 돌아가 군대의 숫자는 줄어들 것이다. 반면 외부에서 쳐들어오는 적이 없는데도 갑자기 군인이 늘어나는 경우가 있다. 인간 사회로 말하면 쿠데타 같은 상황이라고 말할 수 있다. 특별한 적이 없는데 갑자기 내 몸에 있는 세포가 통제를 벗어나서 자기 멋대로 숫자를 늘리는 것이다. 이것을 자율성을 획득했다는 용어로 표현하기도 하는데 이렇게 정상적이지 않은 방법으로 세포가 자율성을 획득해서 발생하는 대표적인 질환이 바로 암이다. 과호산구증후군은 암은 아니지만 암과 상당히 유사한 상태가 될 수 있는 질환이다.

그럼 이렇게 이유 없이 늘어난 호산구는 어떤 문제를 일으킬 수 있을까? 아직 증상 없이 호산구가 1,500개 이상 많이 증가해 있는 사람들이 나중에 어떻게 되는지에 대한 자료는 없는 상태이다. 다만 이전 연구 결과들을 보면 절반은 평생 호산구가 증가해 있는 것 이외에 특별한 문제 없이 잘 살고 나머지 절반은 결국 과호산구증후군이 발병한다고 한다. 호산구가 숫자만 늘어난 것은 큰 문제가 안 될 수도 있는데 늘어난 호산구가 여기저기 몸속의 장기를 돌아다니면서 문제를 일으키면 그것을 과호산구증후군이라고 한다. 과호산구증후군에서 가장 흔히 피해를 입는 장기로는 간, 폐, 심장, 피부 등이 있다. 호산구가 직접 들어가서 문제를 일으키지 않는다 해도 호산구가 너무 많은 것만으로도 혈관이 막혀서 뇌경색 등이 발생할 수 있다. 설거지를 할 때 음식물 찌꺼기가 너무 많으면 하수구가 막혀버리는 것과 같은 원리이다. 호산구가 심장을 침범하는 경우 뚜렷한 증상 없이 조금씩 심장의 기능을 망가뜨리기 때문에 결국 나중에 증상이 나타날 때는 심장이 이미 많이 망가져서 손을 쓸 수 없는 상태가 많다. 이런 이유로 호산구가 많이 높은 경우에는 주기적으로 여러 가지 검사를 해서 혹시 지금 망가지고 있는 장기가 없는지 확인해야 한다. 또, 아주 드물게 백혈병과 유사한 유전자 이상이 있는 경우도 있고 그 경우에는 치료 방법이 달라지기 때문에 과호산구증가증이 있는 환자에서는 반드시 골수검사를 통해 유전자 이상을 확인한다.

앞서 이야기한 바와 같이 호산구는 스테로이드에 매우 약하기 때문에 과호산구증후군에서는 1차적으로 경구 스테로이드를 사용하는데 대부분의 경우 잘 반응을 한다. 장기적으로 경구 스테로이드를 사용하는 경우 여러 가지 합병증이 발생할 수 있지만 식세의 부작용보다 질병으로 인한 손실이 더 많기 때문에 이 경우에는 경구 스테로이드를 유지하게 된다. 아직 식약처로부터 과호산구증후군과 관련해서는 허가를 받지 못하였지만 중증 천식에서 허가를 받아 실제 임상 진료에 사용하고 있는 표적치료제들 중에 호산구를 타겟으로 작용하는 약제들이 있다. 이 약제들은 이미 호산구 수치를 극적으로 낮추는 효과를 보여주었기 때문에 향후 과호산구증후군의 치료에 있어 큰 도움을 줄 수 있을 것이라 생각된다.

이것만은 기억하세요!

1. 호산구는 비만세포와 더불어 가장 대표적인 알레르기 세포로 알레르기 질환이 있는 사람의 혈액에서 증가하는 경우가 많다.

2. 원인을 찾기 힘든 호산구증가증의 흔한 원인은 개회충증이다.

3. 호산구의 수치가 매우 늘어나 있는 과호산구증가증이 있는 경우 몸의 여러 장기에 문제를 일으킬 가능성이 있으므로 증상이 없더라도 정기적으로 여러 가지 검사를 받아 혹시 병이 진행하고 있는 것이 아닌지 확인해야 한다.

11장

곰팡이알레르기

희정 씨는 여름, 특히 장마철만 되면 숨이 차고
쌕쌕거린다. 다른 사람들은 여름철에는 날이
따뜻하고 습도도 올라가 환절기나 날씨가 추운
다른 계절보다도 천식이 좀 낫다고 하는데 이상하게
자신은 여름철에, 특히 장마철이 되어 습해지면 더
숨이 차고 쌕쌕거린다. 특별한 병도 없는데 대체 왜
그런 것일까?

알레르기를 일으키는 실내 곰팡이와 실외 곰팡이

천식 또는 알레르기비염 등의 증상이 봄, 여름, 가을 등 특정 계절적으로 나빠지는 경우, 가장 먼저 의심을 해볼 수 있는 원인은 꽃가루이다. 봄철에는 나무 꽃가루, 여름철에는 잔디 꽃가루, 가을철에는 잡초 꽃가루가 날린다. 이들 꽃가루는 주로 날씨가 좋은 날 많이 날리는데, 특이하게도 곰팡이 포자는 여름 장마철에 습한 상태에서 더 많이 날린다. 따라서 여름 장마철에 특히 천식과 비염 증상이 심하게 나타난다면 곰팡이 포자에 의한 알레르기일 가능성이 매우 높다.

곰팡이는 뛰어난 적응력으로 지역에 관계없이 어디에나 있을 수 있는데 약간의 습도와 산소가 성상에 필요하므로 고산의 신조인 지역에서는 분포가 감소한다. 공중에 날리는 곰팡이의 포자는 습도와 밀접한 관계가 있다. 우리나라는 전국적으로 일 년 내내 있을 수 있지만 특히 7월에서 10월까지 많은 양이 관찰되며 강수량과 습도와 비례한다. 장마철에 강수량이 많은 시기에는 급격히 감소하다가 비가 개인 다음 날부터 많은 양의 곰팡이 포자가 날리게 된다.

알레르기를 일으키는 곰팡이는 크게 실내 곰팡이와 실외 곰팡이로 나눌 수 있다. 실내 곰팡이에 해당하는 종류는 누룩곰팡이와 푸른곰팡이로 습한 지하실, 실내 화초나 목욕탕 등 실내에서 잘 자라는 곰팡이이다. 실외 곰팡이에 해당하는 종류로는 클라도스포리움cladosporium, 알터나리아alternaria 등이 있는데 사계절이 뚜렷한 온대 지방의 늦여름이나 초가을에 토양이나 과일 껍질 등에서 흔히 볼 수 있다. 특히 여름철 장마철에 심한 천식과 비염이 나타난다면 실외 곰팡이에 의한 증상일 가능성이 높다.

곰팡이에 의한 천식과 알레르기비염

곰팡이로 인한 알레르기 증상에는 어떤 것이 있을까? 대표적인 알레르기 질환인 숨이 차고 쌕쌕거리는 천식과 물처럼 맑은 콧물, 코 가려움, 코막힘의 증상이 나타나는 알레르기비염을 들 수 있다. 곰팡이 알레르기로 인한 천식은 일반 천식보다도 증상이 심하게 올 수 있는 것으로 유명하다.

그럼 이러한 증상이 곰팡이가 원인이라는 것은 어떻게 알 수 있을까? 등 또는 팔 전완부의 피부에 알레르기 피부검사를 하여 원인이 되는 곰팡이를 찾을 수 있고, 혈액검사를 통해 곰팡이 알레르겐 특이 면역글로블린 E(IgE)를 검출하여 찾을 수도 있다. 집 안에 곰팡이가 발견되어 자신이 곰팡이 알레르기가 아닐까 걱정하면서 내원을 하는 분들이 있는데, 실제로는 관계가 없는 경우가 많다. 정확한 원인은 증상에 대한 면밀한 문진과 알레르기 검사를 통해 감별을 할 수 있다.

곰팡이에 의한 천식, 알레르기비염의 치료 방법은 일반적인 천식과 알레르기비염의 치료 방법과 같다. 곰팡이에 의한 천식은 흡입 스테로이드 사용을 기본으로 하여 증상의 정도에 따라 스테로이드의 용량을 조절하고 기관지확장제를 사용할 수 있다. 곰팡이에 의한 알레르기비염은 졸리지 않는 2세대 항히스타민제의 치료를 기본으로 하고 스테로이드 코 스프레이나 항류코트리엔제 등을 사용한다. 면역치료 대상˙이 된다면 알터나리아, 클라도스포리움 등에

* 면역치료 대상이 되는 질환에는 알레르기비염, 알레르기결막염, 천식, 아토피피부염 등이 있다.

대해 면역치료를 시행할 수 있다.

일반적인 꽃나무와 바신가시모 곰팡이에 대해 효과적인 회피 방법은 없으며 가급적 노출되는 기회나 양을 줄여야 한다. 주로 노출될 수 있는 장소는 실외는 낙엽, 비료, 건초 더미, 가축용 목초, 양조장 등이며, 실내는 천 소파, 면 매트리스, 가구, 벽지, 카펫, 싱크대, 샤워 커튼 등이다. 실외 곰팡이에 대한 조치는 특별한 것이 없고 보호마스크로 노출 정도를 줄일 수 있으며, 실내 곰팡이에 대해서는 자주 청소를 하고 건조시켜 가능한 제거한다.

알레르기성 기관지 · 폐 아스페르길루스병

곰팡이에 의한 알레르기반응으로 유명한 것이 알레르기성 기관지 · 폐아스페르길루스병Allergic Broncho Pulmonary Aspergillosis, ABPA다. 이는 아스페르길루스Aspergillus라는 누룩곰팡이에 의한 질환이다. 아스페르길루스는 천식에서부터 면역 기능이 떨어진 사람에게는 감염을 일으켜 전신적으로 침범하는 아스페르길루스증까지 여러 가지 질병을 일으킬 수 있는 곰팡이다. 자연에서 실내나 실외 어디에서나 항상 존재하며 비료 더비, 뿌리 덮개, 화분의 흙, 하수시설물, 조류의 배설물 등에 흔하다. 대표적인 증상으로 숨이 차고 쌕쌕거리는 천식 증상과 함께 혈액에서 호산구 증가, 흉부 방사선검사에서 반복적으로 하얗게 폐침윤이 일어나며 진행이 되면 기관지확장증, 폐섬유화 등이 나타난다. 우리나라에서는 결핵으로 오랫동안 오인되다가 뒤늦게 진단되는 경우가 종종 있다. 아스페르길루스에 대한 알레르기 피부검사, 혈청 총 IgE, 혈청학적 특이 면역글로블린 검출, 아스페르길루스에 대한 침강항체, CT 등 방사선검사 등으로 진단할 수 있다.

폐를 침범하는 질환이지만 곰팡이 감염과는 달리 알레르기 면역반응으로 발생하는 질환이기에 치료제는 스테로이드를 사용하고 곰팡이 균도 치료하기 위해 항균제를 같이 사용한다.

최근에는 아스페르길루스 이외의 곰팡이에 의해서도 증상이 발현될 수 있어 알레르기성 기관지·폐진균병Allergic Broncho Pulmonary Mycosis, ABPM라는 말을 쓰기도 한다.

과민성폐장염

곰팡이에 의한 다른 대표적인 알레르기 질환은 과민성폐장염hypersensitivity pneumonitis이다. 원래는 곰팡이가 핀 건초나 밀짚, 곡물을 다루는 농부 또는 버섯재배자에서 호온균thermophilic actinomycetes이라는 세균에 의해 생기는 농부 폐 또는 버섯재배자 폐의 형태로 나타나는 것이 유명하다. 비둘기, 앵무새, 닭의 배설물에 의한 조류 단백에 노출된 후 과민성폐장염이 생기는 그류사육가 폐도 유명한 과민성 폐장염의 예이다. 하지만 아스페르길루스 클라바투스aspergillus clavatus라는 곰팡이가 핀 보리 낱알을 통해 발생하는 맥아 작업자 폐, 크립토스트로마 코르티칼레cryptostroma corticale라는 곰팡이가 핀 단풍나무껍질을 통해 발생하는 단풍나무 껍질 작업자 폐, 오래된 고택에서 트리코스포룸 쿠타니움tricosporum cutaneum이라는 곰팡이에 의해 생기는 과민성폐장염, 느타리버섯 재배 중 느타리버섯 포자에 의해 과민성폐장염이 생기는 느타리버섯 재배자 폐 등 곰팡이가 직접적인 원인이 되는 경우도 보고가 되어 있다.

급성형의 경우에는 원인 알레르겐에 노출된 후 4~8시간 내에 마른 기침과 호흡곤란, 고열, 오한, 근육통, 무력감 등 독감과 유사한 증상이 나오다가 8~12시간 후에 자연히 소실된다. 반복된 노출이 없다면 정상적으로 회복이 되지만 재차 노출이 되면 증상이 재발하고 계속 노출이 되면 체중 감소와 식욕 부진도 동반할 수 있다. 만성적으로 소량의 원인물질에 장기간 노출이 되면 발열이 없어도 점진적인 호흡곤란, 기침, 근육통, 체중 감소 등의 증상이 나타난다.

원인 알레르겐 노출 후에 발생한 전형적인 증상과 함께 혈액검사, 침강항체, 방사선 소견, 폐 기능검사 등을 통해 진단할 수 있고 필요한 경우 기관지 내시경이나 조직검사를 시행할 수 있다.

치료는 원인을 철저히 회피하는 것이 제일 중요하며 원인 알레르겐이 밝혀지면 공기여과장치, 마스크, 강제적 공기 가열 또는 냉각 장치를 이용하여 유기 분진의 농도를 낮추어 더 이상 노출되지 않도록 한다. 작업장이나 주거 환경의 개선으로도 증상이 호전되지 않으면 직장을 떠나거나 주거지를 옮겨야 한다. 급성 과민성폐장염의 경우에는 알레르겐에 대한 노출을 피하면 수 일 또는 수 주에 걸쳐 증상이 자연 소실되고 폐 기능도 정상으로 회복되어 비가역적인 손상을 입는 경우는 드물다. 결국 과민성폐장염의 임상 경과는 얼마나 빨리 원인을 밝혀 회피하느냐에 있으며, 증상이 심하거나 원인 회피 후에도 병이 진행되면 스테로이드를 투여하여 치료를 한다.

곰팡이를 줄이는 환경 관리법

곰팡이 번식에 가장 중요한 요소는 습기다. 따라서 곰팡이가 잘 자라지 못하는 환경을 만들려면 실내 습도를 50%가 넘지 않게 관리하는 것이 중요하다. 가장 흔한 알레르겐인 집먼지진드기도 고온 다습한 환경에서 잘 번식하기 때문에 알레르기 관리를 위한 최적의 환경은 실내 온도를 20~22℃, 실내 습도를 40~50%로 맞추는 것이다. 실내 습도를 낮추기 위해서는 환기를 잘 해야 하는데 자주 창문을 열어 자연 환기를 하고 습기가 차기 쉬운 욕실이나 부엌에는 환풍기를 설치한다. 여름 장마철 같이 외부 습도가 높을 때에는 제습기를 이용하여 실내 습도를 낮추고 세탁물은 실내에 널어 말리기보다는 건조기를 이용하는 것이 좋다. 곰팡이가 잘 번식하는 화장실, 지하실, 창문턱, 벽 모서리 등을 살진균제로 청소하고 실제로 곰팡이가 발생한 곳은 청소 업체에 의뢰하는 것도 도움이 되겠다.

이것만은 기억하세요!

|||

1   꽃가루나 다른 유발 요인이 있는 계절이 아닌 여름 장마철 습한 환경에서 심한 천식과 비염이 나타난다면 곰팡이 포자에 의한 알레르기일 가능성이 높다.

2   곰팡이에 노출될 수 있는 작업 환경에서 기침, 호흡 곤란, 발열 증상이 반복적으로 발생한다면 과민성 폐장염을 의심해야 한다.

3   가정 내 곰팡이 관리의 핵심은 습도다. 실내 습도를 50% 이하로 관리하면 관련 질환을 예방할수 있다. 작업장에서는 공기여과장치, 마스크, 강제적 공기 가열 또는 냉각장치 등을 이용하여 관리한다.

기침만 하는데 이것도 천식인가요?
감기약 때문에 천식이 나빠지기도 하나요?
천식 환자는 왜 밤에 숨이 더 차나요?
천식약은 오래 사용해야 한다고 들었는데 부작용은 없나요?
기관지확장제 효과가 점점 없어지는데 왜 그럴까요?
알레르기비염을 치료하지 않으면 천식이 되나요?
공기 좋은 곳으로 이사 가면 천식이 완치될까요?
천식이 있으면 수면내시경을 못 하나요?
임신 중에 천식약을 사용해도 되나요?
만성두드러기는 정말 원인을 찾을 수 없나요?
만성기침 치료가 잘 안 되는데 병원을 옮겨야 하나요?
아토피피부염이 다른 사람한테 전염될 수도 있나요?
태어날 아기의 아토피피부염을 예방하려면 어떻게 해야 하나요?
아토피피부염은 평생 치료가 안 되는 병인가요?

부록

알레르기 Q&A

아토피피부염은 때를 밀면 안 되나요?
음식알레르기가 갑자기 생기기도 하나요?
혈액검사나 피부반응검사만 하면 음식알레르기를 바로 알 수있나요?
이전에 음식알레르기가 있었는데 한 번 먹어서 괜찮으면 계속 먹어도 되나요?
MSG도 음식알레르기의 원인이 될 수 있나요?
음식알레르기는 평생 가나요?
음식알레르기가 다른 음식으로 번질 수도 있나요?
자작나무 꽃가루알레르기와 과일 구강알레르기증후군입니다.저도 먹을 수 있는 과일이 있나요?
알레르기 고위험 아기는 모유도 피해야 하나요?
알레르기를 예방하는 분유가 있다는데…
금속알레르기가 있으면 임플란트 못 하는 건가요?
계란알레르기 있는 아이 독감 예방접종 괜찮을까요?
알레르기 방지 침구, 진짜 효과 있나요?
염색을 하면 두피가 너무 가려운데, 하지 말아야 할까요?
천식 치료 중인 아이가 곧 초등학교 1학년이 됩니다. 학교에 특별히 부탁해야 할 것이 있을까요?

Q 기침만 하는데 이것도 천식인가요?

2년 전부터 거의 매일 기침을 하고 있습니다. 감기에 걸린 것도 아닌데 먼지 많은 곳에 가거나 찬바람을 쐬면 목이 간질거리면서 여러 번 기침이 나옵니다. 숨이 찬 적은 없었습니다. 기침만 하는 천식도 있다고 들었는데, 저도 천식인가요?

천식은 알레르기 염증으로 기관지가 좁아지는 병입니다. 기관지가 좁아지면 폐 기능이 떨어지면서 숨이 차고 쌕쌕거리는 숨소리를 내며 기침을 하게 됩니다. 따라서 일반적으로 이런 증상이 있을 때 천식을 의심할 수 있습니다. 하지만 호흡곤란이나 쌕쌕거림 없이 기침만 나타나는 천식도 있습니다. 이를 기침형천식이라고 부릅니다. 보통 폐 기능은 정상이지만 다른 천식 환자와 마찬가지로 기관지가 예민해져서 기침을 하며 천식 치료제로 호전이 됩니다. 또 기침형 천식은 처음에는 기침만으로 나타나더라도 나중에는 호흡곤란과 가슴 답답함 등 기관지 염증의 증상이 나타날 수 있어 천식과 동일하게 관리해야 합니다. 기침이 8주 이상 지속된다면 반드시 정확한 원인을 찾아 치료해야 합니다.

———
기침을 주 증상으로 하는 기침형 천식이 있습니다.

Q 감기약 때문에 천식이 나빠지기도 하나요?

올해 초 천식을 진단받고 흡입 스테로이드를 사용하고 있습니다. 며칠 전 목이 아파 약국에서 감기약을 사 먹었는데 30분 만에 갑자기 가슴이 답답하고 숨이 너무 차 응급실에 가게 되었습니다. 천식 진단 이전에는 감기약 먹고 불편했던 적이 없었는데, 저는 앞으로 감기약을 먹으면 안 되나요?

천식 환자 일부에서는 아스피린 계열의 진통소염제를 복용하면 천식 증상이 나빠집니다. 이를 아스피린과민성천식이라고 부릅니다. 진통소염제는 감기, 근육통, 발치 후 통증, 관절통 등을 줄이기 위해 잘 처방됩니다. 이전까지 복용해도 괜찮다가 어느 날 갑자기 천식 증상을 악화시키는 경우도 있습니다. 일단 이런 일을 경험하면 이후에는 진통소염제 복용에 주의해야 합니다. 아스피린뿐만 아니라 다른 진통소염제를 복용해도 증상이 나타날 수 있으므로, 알레르기내과에서 검사를 통해 안전하게 복용할 수 있는 진통소염제를 찾아야 합니다. 안전한 약을 찾아 필요할 때 복용할 수 있도록 해야 합니다.

천식 환자 일부에서는 아스피린 계열의 진통소염제를 복용하면 천식 증상이 나빠집니다.

Q 천식 환자는 왜 밤에 숨이 더 차나요?

천식으로 치료 중인데 얼마 전부터 밤이 되면 숨이 차고 쌕쌕거리는 숨소리가 나서 잠을 자지 못하거나 자다 깨는 일이 자주 있습니다. 그런데 아침이 되면 멀쩡해집니다. 밤에는 정말 너무 숨이 찬데….
왜 그런 것인가요?

천식 증상은 주변 환경에 의해 좋아지기도 하고 나빠지기도 합니다. 즉 천식은 증상이 변화무쌍한 것이 특징입니다. 일반적으로 천식을 비롯한 알레르기 질환 증상은 보통 밤부터 새벽 사이에 나빠집니다. 자율신경의 변화로 낮보다 밤에 기관지가 더 좁아지고, 침실이나 침대에서 집먼지진드기나 곰팡이, 강아지 털 등과 같은 알레르겐에 많이 노출되기 때문입니다. 또 누워서 자는 동안 코 분비물이 목 위로 넘어 가거나(후비루) 위식도역류 증상이 심해지는 것도 천식 증상 악화의 원인이 됩니다. 환경 요인에 의해 증상 변화가 심하다는 것을 기억하세요.

_____
자율신경의 변화와 침실이나 침대에서 집먼지진드기나 곰팡이, 강아지 털 등과 같은 알레르겐에 많이 노출되고, 누워서 자는 동안 코 분비물이 목 위로 넘어 가거나 위식도역류 증상이 심해지기 때문입니다.

Q 천식약은 오래 사용해야 한다고 들었는데 부작용은 없나요?

지난 달 천식을 진단받고 흡입 스테로이드를 처방받아 사용하고 있습니다. 치료 시작 후에 많이 좋아졌는데 며칠 전부터 목소리가 가라앉아 말하기가 힘듭니다. 인터넷을 찾아보니 흡입 스테로이드 부작용 같습니다. 약을 오래 써야 한다고 들었는데, 성가대 활동도 있어 걱정입니다.

흡입 스테로이드는 스테로이드이기는 하지만 국소적으로 기관지에만 작용하기 때문에 몸에 흡수되는 양이 거의 없어 오래 사용해도 비교적 안전합니다. 즉, 당뇨, 골다공증, 감염과 같이, 먹는 스테로이드를 오래 복용하여 나타나는 부작용은 거의 없습니다. 몇 가지 국소 부작용으로 입 안에 생기는 백태, 목소리 잠김이 있지만 백태는 흡입 후 물로 입 안을 헹구어주면 예방됩니다. 바로 입을 헹구면 약 효과가 떨어진다고 생각하는 환자도 있으나 약은 모두 기관지로 들어간 후이므로 문제없습니다.

목소리가 심하게 가라앉으면 다른 종류의 흡입 스테로이드를 사용하거나 흡입기 종류를 바꾸어볼 수 있습니다. 아울러 흡입기 사용방법이 적절하지 않아 입 안이나 목에 약이 지나치게 많이 남지 않는지 확인할 필요가 있습니다. 이런 국소 부작용은 천식 치료 초기에 고용량 흡입 스테로이드를 사용할 때 잘 나타나며 증상이 호전되어 용량을 낮추면 대부분 호전됩니다.

———
흡입 스테로이드는 스테로이드이기는 하지만 국소적으로 작용하기 때문에 오래 사용해도 비교적 안전합니다.

Q 기관지확장제 효과가 점점 없어지는데 왜 그럴까요?

천식으로 진단받고 증상이 있을 때마다 벤토린을 흡입하였습니다. 그런데 몇 달 전부터는 하루에 5번 이상 써도 좋아지지 않고 하루 종일 숨이 답답합니다. 벤토린을 많이 쓰니 어지럽고 두통도 있는 것 같은데, 왜 그럴까요? 내성이 생긴 것일까요?

올바른 천식의 치료는 꾸준히 기관지의 염증을 조절하는 것입니다. 그리고 염증 조절하는 가장 좋은 치료약은 흡입 스테로이드입니다. 흡입 스테로이드를 매일 규칙적으로 사용하는 것이 천식 치료의 핵심입니다. 흡입 스테로이드 없이 증상 완화를 위해 속효성 기관지확장제인 벤토린만 여러 차례 사용하는 것은 위험합니다. 속효성 기관지확장제는 염증을 조절하는 효과가 전혀 없습니다. 일시적으로 기관지를 확장시키는 기능을 하기 때문에 몇 시간이 지나면 다시 기관지는 원래대로 좁아집니다. 염증을 조절하지 않고 기관지확장제만 사용하니 천식이 좋아지지 않고 기관지확장제 과다 사용으로 인한 부작용인 두통과 어지러움이 나타난 것입니다. 따라서 천식을 잘 치료하기 위해서는 흡입 스테로이드를 꼭 사용해야 합니다.

기관지확장제만을 사용하면 알레르기 염증이 조절되지 않아 천식 증상이 좋아지지 않기 때문입니다.

Q 알레르기비염을 치료하지 않으면 천식이 되나요?

어릴 때부터 알레르기비염이 있었는데, 증상이 심하지 않아 가끔 항히스타민제만 복용하며 지냈습니다. 봄, 가을에는 불편해도 계절이 지나면 지낼 만했는데 지난 해 가을부터 가슴이 답답하고 숨이 끝까지 쉬어지지 않고 기침도 심해 병원에 갔다가 천식이라는 이야기를 들었습니다. 제가 알레르기비염을 방치하고 치료를 열심히 받지 않아서 천식이 생긴 것인가요?

알레르기는 체질이므로 알레르기비염이 있는 환자는 기관지에 생기는 호흡기 알레르기 질환인 천식도 같이 나타날 수 있습니다. 비염 환자의 30~40% 정도에서 천식이 발생하고 천식 환자의 50~80%가 비염을 동반합니다. 집먼지진드기나 꽃가루 같은 흡입 알레르겐은 공기를 타고 우리 몸에 들어오는데, 들어오는 관문이 코이기 때문에 알레르기 염증이 코에서 시작되면 코와 연결이 되어 있는 부비동, 눈, 귀, 기관지로 염증이 퍼질 수 있습니다. 특히 알레르기비염이 심한 경우에 천식도 잘 생기고 알레르기비염을 잘 치료해주면 천식도 좋아집니다. 윗물이 맑아야 아랫물이 맑다는 속담처럼 코 염증을 잘 관리하면 아래쪽의 기관지를 건강하게 보호할 수 있습니다. 알레르기비염의 면역치료를 받은 환자에서 천식 발생 빈도가 낮아진다는 보고도 있습니다.

———
알레르기비염이 있으면 남들보다 천식이 생길 가능성이 높아집니다.

Q 공기 좋은 곳으로 이사 가면 천식이 완치될까요?

저는 전화 상담을 하는데 천식 때문에 기침이 너무 나서 일을 그만 두었습니다. 천식이 지긋지긋해서 도시를 떠나 공기 좋은 산 속으로 이사 갈까 고민 중입니다. 공기 좋은 곳에 가면 천식이 완치될까요?

천식 증상은 환경 요인의 영향을 많이 받습니다. 천식 증상을 나쁘게 하는 환경 요인에는 미세먼지와 같은 나쁜 공기도 있지만 차갑고 건조한 공기, 격렬한 운동, 감기, 세균과 바이러스, 스트레스, 원인 알레르겐 노출 등도 있습니다. 꽃가루알레르기 환자라면 먼지가 적어 공기 질은 좋더라도 찬 공기, 꽃가루 노출이 많은 산속에서 오히려 증상이 나빠질 수도 있습니다. 공기 질이 좋은 환경은 필요하지만 삶을 터전을 완전히 옮기는 것은 내 증상에 영향을 줄 수 있는 환경 요소를 종합적으로 고려해서 판단해야 할 것입니다.

_____

공기 질이 좋은 곳에 가면 악화 요인이 줄어 천식 증상이 개선될 수 있습니다. 하지만 환자마다 증상을 악화시키는 요인이 다르므로 증상에 영향을 줄 수 있는 환경 요소를 종합적으로 고려해야 합니다.

Q 천식이 있으면 수면내시경을 못 하나요?

2년 전 천식 진단을 받았지만 흡입 스테로이드를 매일 사용하며 요즘에는 증상이 없이 잘 지내고 있습니다. 건강검진으로 수면내시경을 받으려고 하는데 천식 치료 중이라고 하니 위험해서 하기 어렵다는 이야기를 들었습니다. 저는 앞으로 수면내시경 검사를 받을 수 없나요? 살다가 수술로 마취가 필요한 경우도 있을 텐데 어떡하죠?

천식 환자의 기관지는 외부 자극에 예민하므로 내시경 검사 자극이나 전신 마취 때 기계 호흡을 위한 관 삽입시 심하게 수축할 수도 있습니다. 따라서 견딜 수 있다면 수면내시경보다는 일반내시경이 좀 더 안전합니다. 하지만 천식 증상이 잘 조절되는 상태, 즉 흡입 스테로이드를 오랫동안 꾸준히 사용하여 폐 기능이 정상이고 최근 증상의 급성 악화를 경험하지 않은 상태라면 내시경검사나 마취시 호흡기 합병증 위험이 많이 높아지지는 않기 때문에 검사를 받을 수 있습니다. 천식 증상이 잘 조절되는 상태에서 받는 것이 좋지만 만일 천식 증상이 잘 조절되지 않는 상태에서 응급 수술을 받아야 한다면 전문 병원에서 적절한 마취 전후 처치를 받는 것이 필요합니다.

　　천식 증상이 잘 조절이 되는 상태에서는 검사할 수 있습니다.

Q 임신 중에 천식약을 사용해도 되나요?

임신 16주 산모입니다. 오래전부터 천식으로 흡입 스테로이드 치료를 받았는데 임신 확인 후에는 걱정이 되어 중단하고 있었습니다. 요즘 날이 차가워지니 숨이 차고 가슴이 답답해집니다. 흡입 스테로이드를 다시 써야 할 것 같은데, 아이에게 영향이 있을까 걱정이 됩니다. 어떻게 해야 하나요?

흡입 스테로이드를 포함하여 천식 치료 약물 중 일부는 임산부에게도 비교적 안전하게 사용할 수 있다고 알려져 있습니다. 흡입 스테로이드는 전신 흡수가 적으므로 태아에게 거의 전달되지 않습니다. 엄마에게 지속적인 호흡곤란이 있고 그로 인해 체내 산소가 부족해진다면 태아의 성장에도 영향을 받게 되므로 임신 중이라도 천식 증상이 지속되면 흡입 스테로이드를 사용하는 것이 권고됩니다. 오히려 흡입 스테로이드를 사용하지 않다가 급성 천식 증상이 악화되면 임산부에게 안전성이 확인되지 않은 경구약을 불가피하게 사용해야 할 수도 있습니다. 엄마의 건강이 곧 태아의 건강입니다. 증상이 있다면 임신 전과 마찬가지로 꾸준하게 흡입 스테로이드 치료를 유지하는 것이 좋겠습니다.

———
흡입 스테로이드를 포함하여 천식 치료 약물 중 일부는 임산부에게도 비교적 안전하게 사용할 수 있습니다.

Q 만성두드러기는 정말 원인을 찾을 수 없나요?

두드러기가 너무 심해서 병원에서 여러 가지 검사를 많이 했는데, 원인을 찾을 수 없는 만성두드러기라고 합니다. 정말 원인을 찾을 수 없을까요, 아니면 다른 검사를 더 받아봐야 할까요?

만성두드러기는 외부에서 원인을 찾을 수 없는 경우가 많습니다. 일단 특정 음식이나 약물, 피부 외용제품 등 평소 자주 섭취하거나 노출되는 물질과 연관성이 있는지 살펴볼 필요가 있겠습니다. 하지만 이러한 외적 요인에서 명확한 연관성을 확인할 수 없다면 생각을 한번 바꾸어보아야 합니다. 만성두드러기의 대다수는 음식, 환경 등 외적 요인보다는 면역세포의 활성을 조절하지 못해 자발적으로 발생하는 경우가 많기 때문입니다. 왜 갑자기 이렇게 자발성으로 두드러기가 생기는지에 대해서는 아직 잘 밝혀져 있지 않습니다. 이러한 만성두드러기 상태는 일반적으로 계속 지속되지는 않으며 보통 3년 이내에 80% 정도는 소실됩니다. 증상이 지속되고 심한 경우에는 장기간 복용하여도 크게 문제가 없는 약물치료 방법들이 있으니 알레르기 전문가와 상의하시길 바랍니다.

만성두드러기는 명확한 외적 요인이 없거나 자발성으로 발생하는 경우가 많아 원인을 찾기 쉽지 않습니다.

Q 만성기침 치료가 잘 안 되는데 병원을 옮겨야 하나요?

만성기침 때문에 이 병원, 저 병원 다 다녀봤지만 어디서는 비염 때문이라고 하고 어디서는 역류성식도염 때문이라고 합니다. 하지만 어떤 약을 먹어도 기침이 멎지 않는데 어떻게 해야 하나요?

기침이 오래가는데 가슴 방사선검사 등에서 특별한 원인이 없다면 원인을 찾아내기 어렵습니다. 이럴 때에는 약제에 대한 반응을 확인하여 진단하는 경우가 많은데, 특히 비염이나 역류성식도염에 의한 기침은 검사를 통해 명확한 진단을 내리기 어렵기 때문에 기침이 멎을 때까지 순차적으로 여러 가지 약물을 변경해보면서 반응을 살펴보는 것이 일반적입니다. 그런데 병원을 자주 옮기면 과거에 사용했던 치료 약물을 파악하기 어렵고 매번 이러한 시험적 처방 과정을 처음부터 다시 거쳐야 되기 때문에 시간과 비용만 낭비되게됩니다. 따라서 치료를 시작한 곳에서 꾸준히 치료를 받아보시는 것이 좋습니다. 치료 계획에 대해서 담당 의사 선생님과 자주 상의하시고 그래도 진전이 없는 경우에는 천식이나 알레르기 질환에 대한 정밀한 검사가 필요할 수 있으니 알레르기내과를 방문하시기 바랍니다.

―――
만성기침은 치료가 잘 안 되는 경우가 많아 인내심을 가지고 꾸준한 진료를 받는 것이 필요합니다.

Q 아토피피부염이 다른 사람한테 전염될 수도 있나요?

아토피피부염이 있는데 목이나 팔, 정강이 부위에 주로 있어서 노출이 많은 여름이면 신경이 쓰입니다. 모르는 사람들도 자꾸 쳐다보고 감염병 마냥 피부 접촉을 피하려고 하는 게 느껴져서 속상합니다. 아토피피부염이 다른 사람한테 전염되는 것은 아니지요?

아토피피부염은 천식이나 알레르기비염과 같은 알레르기 질환으로 전염성이 있는 감염성 질환과 다릅니다. 감염성 질환은 세균, 바이러스처럼 일반인에게 해가 되는 병원성 물질에 의해 발생하지만, 알레르기 질환은 집먼지진드기, 꽃가루, 동물 털, 음식물 등과 같이 일반인에게는 해롭지 않은 물질에 비정상적으로 과민한 면역반응을 일으켜 발생하게 됩니다. 즉, 본인의 특수한 체질 때문에 생기는 것으로 전염되는 병이 아닙니다.

성인에서 아토피피부염은 잘 치료되지 않고 만성화되는 경향이 많습니다. 노출되는 부위이다 보니 다른 사람이 쉽게 알아챌 수 있고 심한 가려움으로 우울증, 대인기피증, 자살충동까지 생기기도 합니다. 사회생활에 지장을 받는 사람들이 많고 치료 실패 경험이 많아 병원에 오더라도 의료진에 대한 불신이 가득합니다. 그러나 최근 좋은 약들이 많이 개발되고 있고 실제로 많은 분들이 이러한 괴로움에서 탈출하고 있습니다.

———
아토피피부염은 전염되는 병이 아니며, 지속적으로 관리가 필요한 만성 알레르기 질환입니다.

Q 태어날 아기의 아토피피부염을 예방하려면 어떻게 해야 하나요?

아토피피부염이 있는데 알레르기가 유전이라고 해서 태어날 아이에게 유전될까 걱정입니다. 아토피피부염을 예방할 수 있나요? 임신 전후로 어떤 것들에 유의해야 하나요?

알레르기 질환의 발생에는 유전적인 요인이 작용합니다. 부모 중에 한 사람이 아토피피부염이 있다면 자녀에서 아토피피부염을 보일 확률은 부모 모두 없는 경우보다 2~3배 높은 것으로 알려져 있습니다. 하지만 유전적 요인 외에도 환경 요소나 식이습관 등 여러 요인이 복합적으로 작용하기 때문에 가족력이 있다고 하여 자녀가 100% 다 알레르기 질환이 발생하는 것은 아닙니다. 예방약 복용은 권장되지 않으며, 임산부 본인에게 알레르기가 있는 음식이 아니라면 특별한 식이제한도 권장되지 않습니다. 임신 중에는 산모 본인의 아토피피부염이 악화되는 요인들은 피하면서, 태아의 정상적인 발육을 위해 골고루 영양섭취를 하는 것이 좋습니다. 모유수유가 알레르기 질환을 예방할 수 있다는 여러 보고들이 있으므로 가능한 오래 하실 것을 권유합니다.

아기에게 가장 확실한 알레르기 예방법은 임신 중 건강한 영양섭취와 모유수유입니다.

Q 아토피피부염은 평생 치료가 안 되는 병인가요?

아이가 아토피피부염이 있어 밤마다 가려워서 긁느라 깊은 잠을 못 자네요. 너무 긁어서 내복에 피가 묻어 있기도 해서 볼 때마다 속상합니다. 어른들도 아토피피부염이 있는 사람이 있던데 아토피피부염은 평생 치료가 안 되는 병인가요?

일반적으로 아토피피부염은 어린 나이에 더 흔히 발생하고 증상도 심하나 연령이 증가하면서 호전되는 경향이 있습니다. 소아 시기에 아토피피부염이 있으면 일부 성인 시기까지 증상이 남는 경우도 있지만, 대부분 성장하면서 호전이나 완치를 경험합니다. 소아 시기에 증상이 심한 경우, 천식이나 알레르기비염이 동반된 경우, 아토피피부염의 가족력이 있는 경우, 아주 어린 나이에 아토피피부염이 시작된 경우에 나이를 먹어도 아토피피부염이 좋아지지 않을 가능성이 커집니다. 그러나 사람마다 차이가 있기 때문에 단정적으로 생각해서는 안 되며, 급성 염증성 병변이 있을 때 빠르고 적절하게 치료하는 것이 아토피피부염이 지속되는 것을 예방하는 데 도움이 됩니다.

소아의 아토피피부염이 성인까지 지속되지 않으려면 초기부터 적극적으로 치료 관리하는 것이 중요합니다.

Q 아토피피부염은 때를 밀면 안 되나요?

아이가 아토피피부염이 있어서 피부가 많이 거칠고 거뭇거뭇하게 색이 변해서 때가 있는 것처럼 오해받기도 합니다. 더운물에 불려서 부드럽게 때를 밀어주면 직후는 좀 나은데 바로 이전 상태로 돌아옵니다. 이렇게 때를 자주 밀어주는 것 괜찮은가요?

아토피피부염은 피부에 발생하는 만성 알레르기 염증 질환입니다. 염증이 반복되면서 피부가 점점 건조해지고 두꺼워지고 피부 주름이 뚜렷해지며 거무스름하게 변하기 때문에 말씀한 것처럼 자칫 잘 씻지 않아 때가 있는 것처럼 보일 수 있습니다. 속상한 마음에 때 밀듯이 벗겨내고 싶겠지만 아토피피부염에서 때밀이는 피부를 망가뜨리는 최고의 방법입니다. 그렇지 않아도 약한 피부를 때밀이 수건으로 밀어버리면 피부의 모든 방어막이 망가져 세균 감염이 생기기 쉽고 피부가 더 건조하고 가려워집니다.

아토피피부염이 있는 피부는 자극이 적은 비누를 거품 내어 문지르지 말고 부드럽게 씻어내는 것이 좋고, 목욕물도 너무 뜨겁거나 차갑지 않은 미지근한 물로 해야 합니다. 너무 뜨거운 물로 목욕하면 말초혈관이 확장되어 가려움증의 원인이 되는 히스타민이라는 물질이 많이 나와 오히려 가려움증이 심해지기 때문입니다. 또한 너무 뜨거운 물은 피부장벽을 손상시켜 피부를 더 건조하게 합니다. 따라서 섭씨 32~34℃ 정도의 미지근한 물로 샤워 또는 통목욕을 하는 것이 좋습니다. 목욕은 하루 한 번 하는 것이 좋습니다.

목욕을 마치면 수건으로도 절대 문지르지 말고 톡톡톡 찍어내듯 물기를 닦아주고 즉시 보습제를 듬뿍 발라주는 것이 중요합니다. 이때 보습제는 비싸다고 다 좋은 것이 아닙니다. 사용해봐서 따갑지 않고 부작용이 없는 저렴한 것을 골라 자주 많이 발라주는 것이 좋습니다. 시중에 나오는 '아토'가 붙은 제품들은 대부분 세라마이드 성분을 포함하고 있고 보습효과가 좋으니 그중 원하는 것을 선택하면 됩니다.

———

때밀이는 하지 마십시오. 미지근한 물로 샤워 또는 통목욕을 한 후 보습제 많이 발라주는 것이 좋습니다.

Q 음식알레르기가 갑자기 생기기도 하나요?

피자, 스파게티, 샐러드를 먹고 전신에 두드러기가 생겼습니다. 혈압이 떨어지고 숨도 찬데요, 이전에는 먹어도 아무 문제 없었는데 갑자기 왜 그럴까요? 없던 음식알레르기가 갑자기 생긴 것인가요?

알레르기 중에서도 생명을 위협할 수 있는 전신 알레르기 쇼크인 아나필락시스 반응입니다. 원인 파악을 위해서는 우선 이전에 다른 음식에 알레르기가 있었는지, 없었는지로 나눠서 생각해보아야 합니다.

이전에 피자와 스파게티, 샐러드에는 문제가 없었지만 다른 음식알레르기를 경험한 적이 있다면 알레르기를 유발할 수 있는 음식 성분이 몰래 숨어 있었을 가능성이 있습니다. 예를 들어, 동남아 음식점에서 땅콩을 도마 위에 두고 분쇄한 다음 도마를 행주로 닦고 그 위에서 쌀국수에 들어갈 양파와 숙주나물 등을 손질하였다고 하면 쌀국수에 땅콩이 보이지 않아도 땅콩 성분이 들어가 알레르기 증상을 일으킬 수 있는 것입니다.

이전에 어떤 음식에도 알레르기가 없었다면, 음식알레르기가 새로 생긴 것입니다. 훨씬 오래전부터 알레르기 체질이 있었는데 어떤 계기로 특정 음식을 우리 몸이 알레르기 유발물질로 인식하게 되고(이를 감작되었다고 합니다) 이후 그 음식이 다시 들어오면 기다렸다는 듯이 알레르기반응이 일어납니다. 음식물이 감작되기까지는 어떠한 증상도 없기 때문에 너무 갑작스럽게 느껴지지만 사실은 사전에 여러 준비 과정이 있었던 것입니다.

마지막으로 고려해야 할 것은 식품의존운동유발아나필락시스입니다. 같은 음식을 먹어도 식사 후 2~4시간 내에 운동을 하지 않으면 반응이 일어나지 않으며, 어느 날 음식 섭취 후 운동을 하면 그때 발생합니다.

음식알레르기는 언제든 새로 또는 예기치 않게 발생할 수 있습니다. 특히 아나필락시스와 같은 위험한 반응일 경우 반드시 원인 파악과 전문적인 진료가 필요합니다.

Q 혈액검사나 피부반응검사만 하면 음식알레르기를 바로 알 수 있나요?

가끔 식사 후 두드러기가 날 때가 있는데 의심되는 음식이 몇 가지 있어서 확인하고 싶습니다. 요즘 동네 병원에서도 알레르기 혈액검사나 피부반응검사를 하던데 검사만 하면 음식알레르기인지 바로 알 수 있나요?

일반적인 다른 검사들과 마찬가지로 알레르기 혈액검사와 피부반응검사도 위양성(실제 문제되지 않는 음식이 검사에서는 양성반응을 보이는 것)과 위음성(실제 알레르기가 있으나 검사에서는 음성으로 나오는 것)이 있습니다. 또한 피부반응검사에 이용되는 음식물 시약과 실제 음식물과는 어느 정도 차이가 있을 수밖에 없습니다. 때문에 검사 결과만으로 음식알레르기 여부를 결정하기는 어렵습니다. 검사 결과가 나오면 우선 양성으로 나온 음식에 대해서 실제로 해당 음식을 섭취하였을 때 알레르기반응이 나타나는지, 즉 진짜 범인이 맞는지 확인하는 과정이 필요합니다. 환자에게 이전에 이 음식을 먹었을 때 어땠는지 자세하게 물어보거나 제한식이(식사에서 제외해보는 방법), 유발검사(실제로 먹여보는 방법) 등을 통해 음식알레르기를 진단하게 됩니다.

———
단순히 검사 결과만으로 단정 짓기보다는 전문가와 상담 후 검사 결과를 종합하여 확인하시는 것이 좋습니다.

Q 이전에 음식알레르기가 있었는데 한 번 먹어서 괜찮으면 계속 먹어도 되나요?

조개알레르기가 있어서 몇 년 전까지 두드러기, 부종으로 고생을 했습니다. 이후로 조개를 안 먹는데 최근 여행 갔다가 음식에 들어 있는 걸 모르고 먹었는데 괜찮았습니다. 그러면 계속 먹어도 되는 건가요?

물론 오래 피하면 알레르기가 없어질 수도 있습니다. 그러나 음식알레르기의 증상 발생은 단순히 해당 음식의 섭취뿐 아니라, 섭취 당시의 몸 상태, 운동이나 음주, 복약 여부, 음식의 조리 상태 등이 복합적으로 영향을 미칩니다. 알레르기가 있더라도 먹을 때마다 매번 똑같은 증상이 생기는 것은 아닙니다. 때로는 증상이 느끼지 못할 정도로 아주 작게 나타났다가 다음번에는 극심한 알레르기반응이 생기기도 합니다.

따라서 한 번 먹고 증상이 없었다고 음식알레르기가 없어졌다고 단정할 수는 없습니다. 반복적인 섭취로 확인을 해보아야 하는데, 이후 반응이 반복하여 다시 나타난다면 해당 음식은 향후에 철저히 피하는 것이 좋습니다. 과거에 아나필락시스처럼 극심한 알레르기반응을 경험한 경우는 위험도가 매우 높으므로 알레르기 전문의와 상담 후 알레르기 혈액검사나 피부반응검사, 유발검사를 통해 확인하실 것을 권유합니다.

———
음식알레르기는 한 번 반응이 없었다고 해서 없어졌다고 단정할 수 없으므로 지속적인 주의 관찰이 필요합니다.

Q MSG도 음식알레르기의 원인이 될 수 있나요?

평소 고기를 먹을 때는 괜찮은데, 육포나 소시지 같은 가공육만 먹으면 피부가 가렵고 두드러기가 납니다. 식품첨가물이 원인일까요?

육류 자체에 대한 알레르기보다는 가공육에 포함될 수 있는 감미료, 향료, 색소, 보존료, 산화방지제, 유화제, 안정제 같은 식품첨가물에 대한 과민증이 원인일 가능성이 높습니다. 식품첨가물의 성분 중에는 체내 면역세포에서 염증 물질을 분비하게 자극하는 물질이 있는데 일반인에서는 문제가 되지 않지만 첨가물에 예민한 사람이 섭취시 두드러기, 발진, 가려움을 유발하거나 심한 경우 호흡곤란, 복통, 두통, 어지러움 증상을 유발할 수 있습니다.

이러한 식품첨가물에 의한 반응은 알레르기와 유사해 보이지만 일반적인 음식알레르기 원인과는 다른 기전으로 반응을 나타내기 때문에 유사 알레르겐(가성 알레르겐)이라고도 부릅니다. 때문에 일반적인 알레르기 혈액검사나 피부반응검사로 확인이 어렵고, 유발검사 등 직접 섭취를 해야만 확인이 가능합니다. 또한 아토피피부염이나 만성두드러기, 천식과 같이 다른 알레르기 질환이 있는 환자에서 해당 알레르기 질환을 악화시키는 악화 요인으로 작용하는 경우가 많습니다.

———
자연식품은 괜찮은데, 인스턴트나 가공식품에만 알레르기반응을 보인다면 식품첨가물이 원인일 가능성이 높습니다.

Q 음식알레르기는 평생가나요?

어렸을 때 우유나 계란을 먹으면 피부가 가렵고 두드러기가 나 먹지 못했는데, 초등학교 고학년 이후에는 이런 증상이 나타나지 않습니다. 얼마 전 비염이 있어 알레르기 혈액검사를 했는데, 집먼지진드기 알레르기는 있지만 음식에는 모두 정상이라고 합니다. 음식알레르기는 이제 완치된 건가요?

소아에서 발생하는 우유, 계란, 콩 알레르기의 경우 성장하면서 자연적으로 소실되는 경우가 많습니다. 여러 차례 반복적으로 먹어도 이상이 없고, 혈액검사에서도 이상 소견이 없다면 해당 음식알레르기는 완치되었다고 보는 것이 맞습니다. 하지만 10~20%는 성인까지 지속되며, 성인에서 발생하는 밀가루, 해산물 알레르기 등은 저절로 호전되지 않고 평생 지속되는 경우가 많습니다. 또한 이전에 알레르기 질환의 병력이 있다면 다른 알레르기 질환이 생길 수 있는 소인은 가지고 있다고 볼 수 있으므로 주의가 필요합니다.

> 소아에서 발생하는 우유, 계란, 콩 알레르기는 성장하면서 완치되는 경우가 많습니다. 성인에서 발생하는 음식 알레르기는 오래 지속될 수 있으므로 지속적인 주의와 관리가 필요합니다.

Q 음식알레르기가 다른 음식으로 번질 수도 있나요?

어려서부터 새우를 먹으면 두드러기가 나고 몸이 가려운 증상이 있었는데 한 달 전부터는 꽃게에도 비슷한 반응이 생겼습니다. 음식알레르기가 번지는 건가요?

물론 한 가지 음식에 음식알레르기가 있는 사람은 다른 음식에도 알레르기가 생길 수 있습니다. 그러나 이 경우에는 기존에 알레르기가 있는 새우와 교차반응이 생긴 것입니다. 교차반응은 단백질 구조가 비슷한 여러 음식에 공통으로 알레르기반응을 보이는 현상을 말합니다. 특히 새우알레르기의 경우 75%에서 같은 갑각류인 게, 바다가재에 교차반응을 보입니다.

교차반응이 높은 대표적인 음식은 우유와 염소유, 산양유로 90% 이상에서 반응이 나타납니다. 그러니 당연히 우유, 분유 알레르기가 있는 아이한테 산양분유를 먹여서는 안 됩니다. 과일 중에는 멜론 알레르기가 수박, 바나나, 아보카도와 92%에서 교차반응이 나타납니다. 음식알레르기로 진단받은 경우 교차반응이 생길 수 있는 음식을 확인하고 같이 회피하는 것이 중요합니다.

―――
한 가지 음시에 음식알레르기가 있는 사람은 다른 음식에도 알레르기가 생길 수 있습니다. 특히 교차반응이 있을 수 있는 음식은 주의가 필요합니다.

Q 자작나무 꽃가루알레르기와 과일 구강알레르기증후군입니다. 저도 먹을 수 있는 과일이 있나요?

초등학교 때부터 사과, 복숭아, 자두 같은 과일을 먹으면 입술이 가렵고 혀가 붓고 따가운 증상이 있어서 과일을 잘 먹지 않습니다. 최근 비염이 심해져 병원에 갔더니 자작나무 꽃가루에 알레르기가 있고 이 때문에 과일에도 알레르기가 있는 거라고 들었습니다. 그렇다면 저는 과일은 못 먹는 것인가요?

자작나무 꽃가루와 교차반응으로 구강알레르기증후군을 일으키는 과일에는 장미과 과일인 사과, 복숭아, 살구, 자두, 체리가 있고, 이외에도 키위, 딸기, 아몬드, 밤, 호두, 당근, 샐러리, 대두콩에도 반응을 보일 수 있습니다. 반면 반응이 없을 가능성이 높은 과일로는 바나나, 멜론, 참외, 오렌지, 수박, 포도 등이 있습니다.

가장 확실한 것은 직접 먹어보는 것으로 위의 내용을 참고하여 반응이 없을 가능성이 높은 과일 위주로 먹어보며 괜찮은지 확인하시면 됩니다. 심한 전신 반응 없이 입 주변으로 국한해서 나타나는 구강알레르기증후군은 직접 먹어서 확인할 수 있습니다. 또한 동반된 알레르기 질환인 비염을 꾸준히 치료하는 것이 전반적인 알레르기반응을 줄이는 데에 도움이 됩니다.

─────
자작나무와 연관된 구강알레르기증후군이 있더라도 교차반응이 없는 과일들로 먹을 수 있습니다.

Q 알레르기 고위험 아기는 모유도 피해야 하나요?

출산을 앞둔 산모입니다. 어려서부터 아토피피부염이 있고 남편도
알레르기비염이 심해서 앞으로 태어날 아이한테 알레르기가 있을까
봐 걱정입니다. 아기 때 우유알레르기가 흔하다는데 모유도 피하는
게 좋을까요?

안타깝지만 부모가 모두 알레르기 질환이 있는 경우 출생한 아이가 알레르기
가 있을 확률은 60~80%로 높습니다. 최근 연구 결과에 따르면 알레르기 질
환이 발생하는 데는 생후 초기 기간의 환경이 매우 중요합니다. 알레르기 질
환을 가진 부모들이 우려하는 것처럼 알레르기 질환을 발생하는 체질이 모유
를 통해 전달되지는 않습니다. 오히려 모유에는 알레르기 질환의 발생을 예
방할 수 있는 면역에 좋은 여러 가지 좋은 성분들이 포함되어 있으므로 예방
을 위해서라도 모유수유는 가능한 오래 하는 것이 좋습니다.

그렇지 않습니다. 알레르기 예방을 위해서는 모유수유가
가장 중요하다는 것을 꼭 기억해두시기 바랍니다.

Q 알레르기를 예방하는 분유가 있다는데…

어릴 적부터 아토피피부염으로 고생해 온 산모입니다. 첫 아이 출산을 앞두고 걱정이 많은데 주변에서 산양분유가 알레르기가 덜 생긴다고 먹여보라고 합니다. 정말 도움이 될까요?

최근 알레르기 예방을 위해 비싼 산양분유를 먹이려는 엄마들이 많습니다. 우유알레르기로 진단받은 후에 대체제로 선택하는 경우도 있는데, 산양분유와 일반분유는 단백질 구조가 95% 이상 같습니다. 또한 산양유 자체에도 알레르기가 생길 수 있어 알레르기 예방에는 전혀 도움이 되지 않습니다.

우유알레르기가 있는 경우 우선 대두(콩)분유로 바꿔보는 방법이 있는데, 우유알레르기가 있는 아이의 25~40%는 대두에도 반응을 보입니다. 이런 경우 가수분해분유를 고려해볼 수 있습니다. 알레르기분유라고 알려져 있는 가수분해분유는 쉽게 말하면 우유에 들어 있는 단백질을 미리 소화시켜놓은 것입니다. 이렇게 단백질을 소화시켜 작게 만들어놓으면 장에서 알레르기를 일으키지 못하고 소화가 잘 됩니다. 가수분해 정도에 따라 완전 가수분해분유와 부분 가수분해분유로 나누는데 전자는 치료용이고 후자는 예방용이라고 생각하면 됩니다. 그렇다면 완전 가수분해 쪽이 더 좋은 것으로 생각할 수 있지만 맛이 쓰고 가격이 비싼 단점이 있습니다.

산양분유는 알레르기의 예방에도 치료에도 도움이 되지 않습니다.

Q 금속알레르기가 있으면 임플란트 못 하는 건가요?

금속알레르기가 있어서 귀걸이, 목걸이 등의 착용을 못합니다. 어금니 충치가 심해서 발치 후 임플란트를 해야 한다는데 저도 할 수 있을까요?

금속알레르기는 금속이 닿는 피부에 습진과 유사한 피부염이 생기는 것입니다. 피부가 가렵거나 따갑고 붉어지며 심한 경우 진물이 나기도 합니다. 금속알레르기를 가장 흔히 일으키는 금속은 니켈로 액세서리, 손목시계, 동전 등에 포함되어 있습니다. 이외 크롬, 코발트, 수은 등이 알레르기를 유발할 수 있고 백금, 금, 은의 경우 대부분 안전합니다.

임플란트는 대부분 티타늄 소재로 생체적합성이 우수하여 부식과 알레르기 반응 등의 부작용이 거의 없습니다. 또한 티타늄 금속에 대한 알레르기반응으로 임플란트가 실패한 보고도 거의 없습니다. 매우 드물게 치과 임플란트 시술 후 알레르기 유사 반응을 보인 경우가 있었는데, 이와 관련해서는 임플란트에 미량이지만 다양한 금속들(특히 니켈, 크롬, 코발트)이 포함되어 있었고 이에 대한 반응일 가능성이 가장 높습니다.

금속알레르기가 있다고 해도 임플란트 시술은 받을 수 있습니다. 다만 시술 후 삽입 부위 주변에 피부염이 반복되면 반드시 전문의와 상의가 필요합니다.

_____
금속알레르기가 있다고 해도 일반적으로 임플란트에 사용하는 금속은 대부분 안전합니다.

Q 계란알레르기 있는 아이 독감 예방접종 괜찮을까요?

저희 아이가 계란알레르기인데 독감 백신 제조과정에서 계란 단백질이 포함될 수 있어 조심해야 한다는 얘기를 들었습니다. 독감 예방접종 맞아도 괜찮을까요?

계란알레르기는 소아에서 가장 흔한 음식알레르기입니다. 아이들이 필수로 맞아야 하는 예방접종의 종류가 너무 많아서 챙기기도 힘든데, 백신에 계란 성분이 포함되어 있다는 얘기를 들으면 매우 신경이 쓰일 것입니다.

실제로 제조과정에서 닭 배아세포를 이용해 배양한 MMR, 인플루엔자(독감), 황열 백신의 경우 미량의 계란 단백질이 포함될 수 있고 이로 인해 알레르기 반응이 발생할 수 있습니다. 그러나 실제로 백신에 포함되는 계란 단백질은 극소량이기 때문에 이에 대해 알레르기반응이 생기는 경우는 극히 드뭅니다. 알레르기반응의 위험성보다 예방접종을 했을 때의 이득이 훨씬 더 크기 때문에 당연히 예방접종하는 것을 추천합니다. 또 최근에는 닭 배아세포를 이용하지 않고 세포를 배양해 만든 독감 백신도 출시되어 계란알레르기가 심한 경우에도 안전하게 맞을 수 있습니다.

────

계란알레르기가 있어도 안심하고 예방접종을 맞을 수 있습니다. 다만 매우 심한 알레르기일 경우에는 주치의와 먼저 상의하시기 바랍니다.

Q 알레르기 방지 침구, 진짜 효과 있나요?

아빠, 엄마, 아이 둘, 온 식구가 알레르기비염이 있고 아이들은 아토 피피부염도 있습니다. 병원에서 집먼지진드기에 알레르기가 있다고 진단을 받아 청소를 정말 열심히 하는데도 밤이면 피부 가려움과 재 채기로 괴로워해서 마음이 아픕니다. 특히 자려고 이불에 누우면 증 세가 심해지는데, 알레르기 방지 침구가 광고처럼 진짜 효과가 있을 지 궁금합니다.

최근 알레르기가 늘어나면서 같이 판매가 늘어난 것이 알레르기 방지 침구 입니다. 종류도 다양한데 대부분의 알레르기 방지 침구는 고밀도 직조방식을 사용한 극세사 이불입니다. 매우 얇은 실을 이용해서 0.0002mm 간격으로 촘촘히 직조해서 알레르기를 유발하는 집먼지진드기가 이불 속으로 들어가 지 못하게 하는 것인데, 아무리 고밀도의 극세사 원단이라고 해도 집먼지진 드기의 투과를 완전히 막을 수는 없습니다. 재봉선이나 스크래치를 통해 진 드기가 이동할 수 있기 때문입니다. 그리고 집먼지진드기가 원단 조직 내부 에 침투하기 어렵다고 해서 알레르기를 예방할 수 있는 것도 아닙니다. 침구 의 겉면에 묻어 있는 진드기 사체나 배설물에 의해서도 충분히 알레르기반응 이 생길 수 있기 때문입니다.

침구에 서식하는 집먼지진드기를 줄이려면 주기적으로(보통 1~2주에 한 번) 60도 이상의 뜨거운 물로 침구를 세탁하는 것이 가장 중요합니다. 매일 이불을 털거나 헤파 필터가 장착된 진공청소기로 이불에 붙어 있는 집먼지진드기 사체를 떨어뜨리는 것도 도움이 됩니다. 햇볕이 좋고 미세먼지가 없는 날 이불을 밖에 널어 일광 소독하는 것도 좋습니다.

매트리스는 자주 교체할 수 없는데 이 속에 집먼지진드기가 서식하다가 밤에 잘 때 사람한테서 떨어지는 각질, 비듬 등을 먹으러 올라옵니다. 이때 집먼지진드기와의 접촉을 막으려면 알레르기 방지 커버를 사용할 수 있습니다. 알레르기 방지 커버는 알레르기 방지 침구와는 다른 것으로 기존의 침구에 덧씌우는 커버입니다. 알레르기 방지 커버는 매트리스, 베게, 요, 이불 커버를 한꺼번에 사용하는 것이 가장 효과적입니다. 알레르기가 있는 사람에게 어떤 소재의 침구가 가장 좋으냐고 묻는다면 정전기가 발생하지 않아 피부에 자극이 적고 땀을 잘 흡수할 수 있는 면 소재가 가장 적합하다고 말할 수 있습니다.

───
가장 좋은 집먼지진드기 관리법은 규칙적으로 뜨거운 물로 침구를 세탁하는 것입니다.

Q 염색을 하면 두피가 너무 가려운데, 하지 말아야 할까요?

살면서 알레르기라고는 전혀 모르고 지내왔습니다. 요즘 흰머리가 많아져서 염색을 하는데 처음에는 며칠 동안 살짝 가렵고 말더니, 점점 심해져서 이번에 염색을 하고는 얼굴과 목에 두드러기까지 생겨 응급실에 다녀왔습니다. 저는 염색을 할 수 없는 것인가요?

염색을 한 뒤에 두피에 생긴 가려움증과 습진은 염색약 성분 중 파라페닐렌다이아민paraphenylendiamine, PPDA에 의한 접촉성피부염일 가능성이 높습니다. PPDA가 아니더라도 제품의 성분 중에 알레르겐이 있는 것입니다. 접촉성피부염은 어느 연령에서나 생길 수 있고, 유발물질이 접촉되었을 때 피부가 붉어지고 부어오르는 형태로 나타납니다. 처음 접촉한 후 7~10일 후에 증상이 생겨서 감작이 되면 다음 접촉시 24~48시간 내에 반응이 나타납니다. 우선 염색 후에 발생한 피부염을 치료하고, 이후로는 염색을 하지 않는 것이 좋습니다. 꼭 해야 한다면 성분이 다른 염색약으로 바꾸어볼 수 있지만 유사한 반응이 나올 수 있으므로 주의가 필요합니다. 이 경우 알레르기 전문의와 상의하여 미리 상비약을 처방받아 필요시 바로 복용하는 것이 도움이 될 수 있습니다.

염색을 피하는 것이 가장 좋습니다. 꼭 필요하다면 문제가 되었던 염색약과 성분이 다른 염색약으로 조심스럽게 시도해 볼 수 있으며 전문의로부터 상비약을 처방받아 복용하는 것이 도움이 됩니다.

Q 천식 치료 중인 아이가 곧 초등학교 1학년이 됩니다. 학교에 특별히 부탁해야 할 것이 있을까요?

첫째 아이가 태어나서부터 아토피피부염으로 고생을 했는데 유치원에 들어가고는 콧물과 코막힘 증상이 심해지면서 기침을 계속했습니다. 병원에서 알레르기비염, 천식 진단을 받고 치료 중인데 이제 곧 초등학교에 입학을 합니다. 학교에 특별히 부탁들 해야 할 것이 있을까요?

아이의 증상 정도와 증상을 유발 혹은 악화시키는 요인이 있다면 반드시 학교와 담임선생님께 알려 노출을 피하도록 해야 합니다. 또한 천식이 있다고 아이의 학교생활을 제한하는 것보다는 가능한 활동으로 아이들과 함께할 수 있도록 도와주는 것이 좋습니다. 운동에 의해 천식 증상이 나빠지는 경우에는 체육시간 10분 전 예방적으로 기관지확장제를 사용한 후에 운동을 할 수 있도록 하고 청소할 때에는 먼지가 많이 나는 빗자루질보다는 물걸레 청소를 하여 천식 증상이 악화되지 않도록 하는 것이 좋습니다. 또한 아이의 증상이 갑자기 심해진 경우 응급조치를 하고 보호자에게 연락을 할 수 있도록 해야 합니다.

———
아이의 증상 정도와 증상을 유발하는 혹은 악화시키는 요인을 담임선생님께 알려야 합니다.

당신이 이제껏 참아온 그것
알레르기입니다

초판 1쇄 발행 | 2019년 12월 20일
초판 2쇄 발행 | 2020년 4월 23일

지은이 | 조상헌 김선신 장윤석 박흥우 강혜련 김세훈 양민석 이소희 이서영
발행인 | 윤호권

임프린트 대표 | 김경섭
책임편집 | 정은미
기획편집 | 송현경 · 정상미 · 정인경 · 김하영
디자인 | 정정은 · 김덕오
마케팅 | 윤주환 · 어윤지 · 이강희
제작 | 정웅래 · 김영훈

발행처 | 지식너머
출판등록 | 제2013-000128호
주소 | 서울특별시 서초구 사임당로 82
전화 | 편집 (02) 3487-4750 · 영업 (02) 3471-8044

ISBN 978-89-527-4465-4   13510

지식너머는 ㈜시공사의 임프린트입니다.